DBV
DON BOSCO
VERLAG

Ursula Rücker-Vogler

Yoga und Autogenes Training mit Kindern

Anleitungen, Übungen, Märchen für Kindergarten und Grundschule

Don Bosco Verlag

Alle Angaben und Übungsanweisungen wurden von der Autorin und dem Verlag sorgfältig geprüft und ausgearbeitet. Dennoch beinhaltet es immer ein gewisses Risiko, Körperübungen nur aufgrund eines Buches zu erlernen und auszuführen.
Eine Haftung und Garantie kann deshalb nicht übernommen werden.

2. Auflage 1991 / ISBN 3-7698-0623-9

Umschlaggestaltung: Alex Schmid, Benediktbeuern
Titelfoto: Fotostudio Besier, Mainz
Fotos: Ariane Großekettler, Mainz / Fotostudio Besier, Mainz
Grafiken nach Entwürfen der Autorin: Adolf Böhm, Aschheim
Satz: Salesianer-Druckerei, Ensdorf/Opf.
Druck und Bindearbeiten: Buchdruckerei Gebr. Bremberger, München

Inhalt

Teil II

Autogenes Training

Teil III

Die Unterrichtspraxis

Teil IV

Zusammenfassung

Vorwort

„Als Du auf diese Erde kamst,
o Mensch,
hat sich die Welt gefreut,
und Du hast geweint.

Jetzt gebrauche Deine Zeit so, daß,
wenn die Stunde schlägt und Du die Welt verläßt,
sie weinen wird
und Du mit Freuden weggehen kannst."

Tulsi

Alle Erwachsenen waren einmal Kinder.
Jeder, der einen bestimmten Rang innehat oder über eine machtvolle, einflußreiche Position verfügt – jeder, der nicht in der Lage ist, sein Leben in die Hand zu nehmen, zu planen und zu bewältigen – alle Erwachsenen waren einmal Kinder. Und alle Kinder werden einmal Erwachsene sein. Die Art, wie sie dann mit ihrem Leben und dem Leben anderer umgehen, ob in liebevoller Weise, mit Verständnis für die Schwächen und Stärken des einzelnen, oder voller Haß und Grausamkeit, hängt zu einem ganz großen Teil davon ab, was sie in der Kindheit lernen und wie sie es erlernen.
Kinder sind unser höchstes Gut. Die Art, wie unsere Gesellschaft, wie wir (die Erwachsenengeneration) heute mit ihnen umgehen, welche Achtung und Zuwendung sie von uns bekommen, all dies wird morgen (ca. 20 Jahre später) auf uns zurückfallen. Dann, wenn wir älter und eventuell schutzbedürftig geworden und auf ihre Rücksichtnahme angewiesen sind. Es liegt auf der Hand, daß man immer nur das geben kann, was man auch besitzt. Ein Kind bekommt in unserer leistungsorientierten Industriegesellschaft oft schon früh zu spüren, daß es zumindest als Kind eher nutzlos ist, eine Belastung, Grund dafür, daß ein Elternteil eventuell seinen Berufswunsch aufgeben muß; es erlebt vielleicht mit, daß das Ansehen seiner Familie durch sein Dasein nicht aufgewertet wird, sondern eher (insbesondere dann, wenn es noch mehr „von seiner Sorte" gibt) einen sozialen Abstieg verursacht. Ein solches Kind wird mit Minderwertigkeitsgefühlen, Gefühlen der Angst, der Schuld und des Neids geradezu überlastet. Und nun raten sie mal, wie sich ein solches Kind später als Erwachsener gegenüber anderen „Nutzlosen" – Alten (und das sind dann wir!) und Kranken – verhalten wird!
Leider werden diese Überlegungen in unserem traditionellen Erziehungssystem viel zu wenig oder gar nicht berücksichtigt. Die Kinder bekommen schon in den Kindergärten

als „Vorschulerziehung“ Wissen vermittelt, das irgendwann einmal, später, sehr von Nutzen sein soll. Dabei wird so getan, als wäre die Fähigkeit, ein selbstbewußter, erfolgreicher Mensch zu werden, der in der Lage ist, verantwortlich zu leben und zu handeln, eine einfache Rechenaufgabe:

gute Schulbildung
+ qualifizierte Berufsausbildung
x mit guten Manieren und angenehmem Äußeren
= Erfolg im Berufs- und Privatleben!

Wenn das so einfach wäre!
Bei all dem werden Kinder auch heute noch wie eine Art leeres Gefäß behandelt, das dringend mit den Wertvorstellungen und dem Wissen der Eltern und Großeltern gefüllt werden muß. Daß dieses Wissen auch verarbeitet werden und mit der Persönlichkeit des Kindes, seinen Neigungen, Stärken und Schwächen harmonieren sollte, das wird leider nur allzuoft übersehen.

Ich bin der Ansicht, daß *alle Eltern* für ihre Kinder im Grunde *„das Beste“* wollen. Auch wenn es nicht immer danach aussieht. So sind manche Eltern aufgrund ihrer kulturellen Herkunft, ihrer sozialen Situation und auch durch ihre eigenen Kindheitserfahrungen bei diesem Unternehmen, ihren Kinder „das Beste“ zu geben, mehr oder weniger erfolgreich. Ich weiß nicht, was Sie für „das Beste“ halten; ich verstehe darunter in erster Linie ein hohes Maß an gesundem Selbstbewußtsein. „Ich bin selbstbewußt“ heißt: ich bin meiner selbst, meiner Ängste, Wünsche, Freuden, Fehler, Schwächen, Stärken bewußt, ich kenne mich. Ein Mensch, der dies von sich sagen kann, ist in der Lage, sich, seine Fähigkeiten und Grenzen real einzuschätzen und optimal einzusetzen. Er ist selbstsicher.
Dieses Buch vermittelt Einsichten darüber, wie und auf welche Weise die reale Selbsteinschätzung des Kindes gefördert werden kann. So bildet das Kind durch die Stärkung seiner körperlichen Kraft die Fähigkeit aus, seinen Körper harmonisch und koordiniert zu bewegen, Krankheiten besser zu überwinden, sich und seine Interessen durchzusetzen und Mut zu sich selbst zu haben. Geistige Kraft befähigt zu logischem Denken, zu Konzentration, beflügelt die Fantasie, macht erfinderisch, fördert die Gabe der Improvisation und hilft bei der kreativen Lösung von Aufgaben und Problemen. Sie dient der Horizonterweiterung durch bewußtes Erleben, Erfahren und Erlernen. Die seelische Kraft drückt sich einerseits durch die Intensität der Gefühle aus, durch die Freiheit, diese ausdrücken zu können, und das sichere Gespür, sie in angemessener Form klar zum Ausdruck zu bringen, ohne andere dadurch zu verletzen. Hier wird das Feingefühl für die wahren Werte des Menschseins entwickelt, die Erkenntnis, daß die

Dinge, die unsere Lebensqualität ausmachen, eben nicht einfach wieg-, meß-, zähl- und bewertbar sind: also die Kraft der Liebe und des Vertrauens, die Fähigkeit, nachgeben und sozial handeln zu können, bis hin zur Verwirklichung eines humaneren Menschseins und zur Religiosität.

Widmung und Dank

Dieses Buch ist ebenso wie meine Kinderarbeit durch den ständigen Erfahrungsaustausch mit Eltern, Erziehern, Yogalehrern und vor allen Dingen durch die Kinder gewachsen und geprägt.
So möchte ich mich in erster Linie bei den Kindern dieser Kurse bedanken; ich habe viel durch sie gelernt. Natürlich bedanke ich mich auch bei ihren Eltern für das in mich gesetzte Vertrauen.
Über die ersten Anfangsschwierigkeiten bei diesen Kursen half mir besonders Gerhild Euler, Bad Nauheim, hinweg, eine Yogalehrerin mit langjähriger Erfahrung in der Praxis mit Kindern. Sie ermutigte mich in schwierigen Situationen und Phasen immer wieder und stellte mir von Anfang an all ihr Wissen und ihren reichhaltigen Erfahrungsschatz auf diesem Gebiet zu Verfügung. Dieses Buch ist in gewisser Weise auch von ihrem Geist geprägt.
Ebenso bedanke ich mich beim Kindergartenteam des Evangelischen Kindergartens, Paul-Gerhardt-Weg, Mainz-Weisenau, und bei den Erzieherinnen des Kath. Kindergartens Maria Königin, Jakob-Sieben-Straße, Mainz-Weisenau, die mir durch Elternabende und Mithilfe bei der praktischen Organisation der ersten Kinderyogakurse sowie durch viele Tips und Anregungen eine wichtige Unterstützung waren.

Bei der Herstellung des Buches halfen aktiv mit:
mein Vater Friedrich Rücker, Mainz (Textkorrektur),
folgende Kinder, die sich fotografieren ließen: Eva (7), Gil (6), Jana (5), Kerstin (6), Lisa (4), Raffael (4),
Ariane Großekettler, Mainz (Fotos)
und Fotostudio Besier, Mainz (Titelfoto, Fotos).
Bei ihnen allen möchte ich mich für ihre Geduld und Unterstützung bedanken.

Dieses Buch ist allen Kindern und ihren Eltern gewidmet und richtet sich in erster Linie an Yogalehrende und Kindergärten, an alle, die kreativ mit Kindern arbeiten und die die beiden bewährten Entspannungsmethoden auf verantwortungsbewußte Weise in ihren Alltag mit einfließen lassen wollen. Allen, die neu in Kinder(yoga)arbeit stehen, möchte dieses Handbuch die rechte Hilfe und Unterstützung für ihre Tätigkeit sein.

Warum sollen Kinder schon so früh lernen, sich zu entspannen?

Kinder leiden heutzutage ebenso wie die Erwachsenen unter zunehmender Reizüberflutung, Leistungsdenken und Streß. Die Umwelt bietet ihnen leider nicht immer ausreichende Möglichkeiten, alle Eindrücke und Erfahrungen richtig zu verarbeiten. All das jedoch, was nicht richtig verarbeitet wurde, ist noch immer im Menschen vorhanden, wirkt im Unterbewußten weiter und kann Störungen im seelisch-geistigen Bereich verursachen. Diese Störungen wirken sich als Spannungszustände aus, die sich in Form von Aggressivität, Nervosität, Konzentrationsschwäche, Unruhe, Schlafstörungen und Ängsten zeigen. Werden diese Alarmsignale nicht rechtzeitig beachtet, manifestiert sich diese Anspannung auch im körperlichen Bereich, was die gesamte körperliche Konstitution schwächt und Störungen verursachen kann, wie chronische Muskelverspannungen, Haltungsschwächen, nervöse Verdauung, nervöser Magen, Kopfschmerzen, Allergien, Asthma, Stottern, Blinkern, Bettnässen, Nägelkauen, usw.
Für Erwachsene gibt es als Hilfe zur Bewältigung ihres Alltags ein vielfältiges Angebot zum Entspannen, für Kinder nicht. Im Gegenteil: oftmals sind deren Terminkalender zum Platzen voll mit so lebenswichtigen Aktivitäten wie Ballett, Vorschulerziehung usw.

Es gibt den schönen Spruch: „Was Hänschen nicht lernt, lernt Hans nimmermehr!" – und darin liegt sehr viel Wahres. Kinder sind im Wachstum, wollen wachsen, lernen, ihren Horizont erweitern, und dies nicht nur im körperlichen Sinne, sondern auch hinsichtlich ihres geistigen Auffassungsvermögens, ihrer psychischen Stabilität und sozialen Reife. Kinder saugen die Eindrücke ihrer Umgebung auf wie ein trockener Schwamm, begierig, immer Neues, Aufregendes zu erfahren. Jeder Erwachsene, der schon als Kind lernte, zu schwimmen oder mit dem Fahrrad zu fahren, weiß, daß er dies, selbst wenn er über Jahre pausiert hat, nun sehr viel schneller wiedererlernen kann als jemand, der erst im Erwachsenenalter damit beginnt. Auch die Sprachentwicklung zeigt das immense Auffassungsvermögen der Kinder. So sind nicht selten die Kinder von Einwanderern, die aus einer völlig anderen Sprachkultur stammen, diejenigen, die schneller als ihre Eltern die neue Sprache beherrschen. Aus eben diesem Grund geht der Mensch ja auch in seiner Kindheit zur Schule, und nicht später, da sich all das Erlernte gerade in diesem Alter am besten festsetzt, sozusagen sein Rüstzeug auf seinem Lebensweg bildet.
Zu den wichtigsten Gepäckstücken in diesem „Rucksack" gehören nun aber nicht einfach nur das „ABC" oder das kleine und große „Einmaleins", sondern auch die Fähigkeit des „Sich-entspannen-Könnens", des „Kraft-schöpfen-Könnens", des „Urvertrauens" zu sich und der Welt. Dies kommt aber nicht von alleine, sondern muß ebenso erlernt und entwickelt werden wie alles andere auch. Je früher ein Kind dies lernt, desto

besser. Ein Kind, das schon sehr früh die Erfahrung macht, daß nicht nur die äußere Welt mit all ihren Reizen, ihrer Buntheit, Lautheit und Liebenswürdigkeit schön ist, sondern daß es sozusagen als Gegengewicht hierzu eine eigene innere Welt entwickeln kann – eine Welt, die es stärkt und ihm hilft, all die Anforderungen, die ihm von außen gestellt werden, besser bewältigen zu können –, wird sehr früh selbstbewußt und als kleine Persönlichkeit die Welt erobern.

Yoga und Autogenes Training sind bewährte Entspannungsmethoden, die auch den Kindern zugänglich gemacht werden können. Dabei muß natürlich auf die altersbedingte Entwicklungsstufe und auf den Spieltrieb der Kinder eingegangen werden. Die Erfahrung aus meiner Praxis hat mich gelehrt: wenn erste Anfangsschwierigkeiten überwunden werden, bringen gerade Kinder der Altersstufe von vier bis sieben mit ihrer Fantasie, ihrer Unvoreingenommenheit und sehr hohen Konzentrationsfähigkeit die besten Voraussetzungen mit. Sie nehmen diese Übungen sehr positiv an. Jedes Kind zieht auf seine persönliche, individuelle Art den größtmöglichen Nutzen aus einer solchen Stunde. Das eine lernt, wie es sich auf kleinstem Raum ausagieren, abtoben kann, das andere entwickelt neue Fantasie, lernt seine eigene, farbige Bilderwelt wieder neu zu lieben und zu schätzen, ein drittes Kind kann durch die volle Yoga-Atmung oder ein (Autogenes Training-) Märchen seine speziellen Ängste verkleinern und überwinden. Die Kinder merken sehr schnell, daß das Interesse ihnen gilt, und nutzen die Chance, sich auch einmal von einer anderen Seite kennenzulernen und die Persönlichkeit abzurunden. Dies trifft für gesunde Kinder ebenso zu wie für solche mit sogenannten nervösen (Verhaltens-) Störungen.

TEIL I

Yoga

Was ist Yoga?

Yoga ist eine sehr alte Übungsmethode, die aus Indien kommt. Das Wort stammt aus der Sanskritwurzel „yui", was soviel wie „anjochen" oder „Joch" bedeutet. Gemeint ist damit, daß der Mensch mit dieser Methode erlernen kann, wie er all seine Sinne, seine Gedanken, seinen ganzen Körper, kurz: „sich" besser konzentrieren kann. Durch Körperübungen, eine volle, gesunde Atmung und leichte, gelenkte Konzentrationsübungen können auch Kinder diese Methode lernen und sich alle ihre Vorteile zunutze machen.
Yoga beruht auf dem Prinzip der Polarität, weil entgegengesetzte funktionale Abläufe im lebenden Körper ständig aktiv sind, ständig bemüht, die komplizierten lebensnotwendigen Vorgänge des Organismus im Gleichgewicht zu halten. Einatmend nimmt der Körper den so dringend benötigten Sauerstoff auf, ausatmend läßt er die Schlackstoffe, die über die Lunge ausgeschieden werden, wieder los. Bei der Ernährung nimmt der Mund Essen und Trinken auf, die Abfallprodukte werden wieder ausgeschieden, losgelassen. So werden ständig neue Zellen aufgebaut und erhalten, gleichzeitig aber sterben alte Zellen ab. Die notwendige Funktion der Versorgung und Entsorgung übernimmt im wesentlichen der Blutkreislauf. So muß er zum einen die Schwerkraft überwinden, indem er das venöse Blut aufwärts zum Herzen leitet (Levitation), andererseits auch mit den Kräften der Schwerkraft rechnen, wenn das Blut von oben nach unten fließt (Gravitation). Damit der Organismus dies alles auch leisten kann, sind zwischen den aktiven Phasen auch immer wieder solche der Ruhe und der Entspannung notwendig. Diese Umschaltung geschieht durch das vegetative Nervensystem, dessen Nervenbahnen rechts- und linksseitig der Wirbelsäule verlaufen, der Sympathikus und der Parasympathikus.
Diese Funktionen des menschlichen Körpers sind sehr sensibel und anfällig und können durch massive Umweltreize und durch Streß aus dem Gleichgewicht gebracht werden.
Was geschieht in einem solchen Moment im Körper? Bei Streß schaltet der Körper auf Alarm um, d.h., alle den Körper erhaltenden Funktionen (Verdauung, Zellenaufbau und -reinigung) werden *sofort* gedrosselt, die aktivierenden, mobilisierenden Prozesse dagegen gefördert. Das Blut fließt schneller und vermehrt in die Muskulatur, das Herz klopft heftiger, der Atem wird schneller, die gesamte Körpertemperatur steigt an, um nur einige körperliche Veränderungen zu nennen. Schon 1914 wies der Physiologe Walter B. Cannon an der Harvard-Universität nach, wie sich Streß auf die Verdauungstätigkeit auswirkt. Er fütterte eine Katze mit Salzen des Elementes Barium, so daß sich die Magenbewegungen des Tieres mit Hilfe der Röntgenstrahlen genau verfolgen ließen. Zuerst war das Tier ruhig und zufrieden, der Magen zeigte eine regelmäßige wellenförmige Tätigkeit. Dann wurde die Katze erschreckt und geärgert, und die gleichmäßigen

Bewegungen des Magens kamen zu einem sofortigen Stillstand. Er behielt über eine Stunde lang die Form, die er im Moment des Schreckens zeigte. Dieser Zustand hielt noch an, selbst als die „Gefahr" längst beseitigt war und das Tier es sich wieder bequem gemacht hatte. Eine Streßreaktion beim Menschen verläuft ebenso. Der Hormonhaushalt und die gesamte Körperchemie geraten aus dem Gleichgewicht. Wenn sich eine ähnliche Situation des öfteren wiederholt, was ja in unserem heutigen hektischen Dasein eher die Regel ist, führt das zu einer Art ständiger Übererregung, die sich Auswege in Wutanfällen, scheinbar sinnlosen Aggressionen und sogar Organschädigungen sucht. [1]

Yoga kennt und unterstützt diesen Balanceakt des Körpers sehr gezielt, was seine Tiefenwirkung begründet. Darin liegt sein Hauptunterschied zu anderen Körperübungen, die lediglich die Funktion der Muskulatur und die Körperhaltung berücksichtigen.

Es liegt auf der Hand, daß Probleme gesundheitlicher oder seelischer Art, Ängste usw., wenn sie noch klein und überschaubar sind, sehr viel leichter überwunden werden können, als langjährige Verfestigungen dieser Art. Diese entstehen ja nicht über Nacht, sondern entwickeln sich, manifestieren sich, prägen eine Persönlichkeit und können der Anfang eines lebenslänglichen Leidensweges sein. Dies alles unter den Augen von oft hilflosen Eltern, einer leider desinteressierten Umwelt und völlig überlasteten Ärzten und Therapeuten.

Der gesundheitliche Wert des Yoga ist inzwischen auch von ärztlicher Seite immer wieder bestätigt worden. Beachten Sie aber, daß körperliche und gesundheitliche Störungen immer in die Hände eines erfahrenen Arztes oder Therapeuten gehören. Wenn Ihr Kind unter einer Krankheit leidet, sollten sie Yoga nur nach Absprache mit dem behandelnden Arzt üben. So ist der Wert des Kinderyoga in allererster Linie der der gesundheitlichen Vorsorge für Körper-Geist-Seele.

Die Körperübungen im Yoga (asanas)

Die Yogaasanas haben hier ihre ganz besondere Bedeutung: Durch den Wechsel von Bewegung – Ruhe, Haltung – Gegenhaltung, Dehnen – Komprimieren, Anspannen – Entspannen wird die Selbstregulierfähigkeit des Körpers unterstützt; die Übungen helfen ihm, auch Phasen der Anstrengung und Krankheit leichter zu überwinden.

Die körperlichen Yogaübungen kommen dem Bewegungsdrang der Kinder sehr entgegen. Besonders in den Stadtgebieten leiden schon die kleinen Kinder, wenn sie noch dazu in beengten Wohnverhältnissen leben müssen, unter ständigem Bewegungsmangel. Viele Wege, die alltäglich anfallen, werden nicht mehr zu Fuß gemacht, sondern mit dem Auto zurückgelegt oder mit öffentlichen Verkehrsmitteln. Ob das nun die tägliche Fahrt in den Kindergarten, zu Freunden, zum Einkaufen oder zum Spielplatz ist. Da die Wohnungen in der Regel sehr hellhörig sind, werden

---

1) Vgl. Henry G. Tietze, „Entschlüsselte Organsprache", S. 30ff.

die Kinder auch zu Hause oft zum „Stillsitzen" angehalten oder ermahnt, doch nicht so „herumzutoben". Aber Kinder brauchen nun einmal Bewegung, um sich, ihre Gefühle und Empfindungen überhaupt erst richtig kennenzulernen. Dies ist für ihre Entwicklung lebenswichtig, nur so können sie die Freude am Bewegen lernen, dabei spüren, was innerhalb und außerhalb von ihnen selbst geschieht. Diese frühe Körperwahrnehmung und -beherrschung schafft Selbstvertrauen und sowohl äußeres als auch inneres Gleichgewicht und Stabilität. Die Sinneswahrnehmung und Aufmerksamkeit für die Feinheiten in der Umgebung werden geschärft. Yoga ist immer eine Form von Selbsterfahrung, schafft ein Bewußtsein für sich selbst, für sich in der Umwelt und bewirkt, daß die Kinder die Tiefe ihrer eigenen Persönlichkeit entdecken und sich und ihre Wünsche besser zum Ausdruck bringen können. So können sie lernen, ihren Bewegungsdrang auch auf sehr kleinem Raum – auf der Yogamatte oder der Decke – auszuagieren und Spannungen loszuwerden.

Die Asanas kräftigen den Körper in jeder Hinsicht, und sie bewirken noch mehr: Es ist heute längst allgemein bekannt, daß jede seelisch-geistige Anspannung eine Muskelverkrampfung bewirkt. Da diese verschiedenen Ebenen offenbar miteinander in Beziehung stehen, bewirkt ein sehr bewußtes Sich-Lösen der Muskulatur auch ein Loslassen der Anspannungen im seelisch-geistigen Bereich.

Der Körper bzw. die Körperhaltung ist der sichtbare Ausdruck der Persönlichkeit des Menschen. An ihr können wir seine Einstellung zu sich und zu seiner Umwelt erkennen. So steht ein verängstigtes Kind oder ein ängstlicher Erwachsener völlig anders da als eine selbstsichere Persönlichkeit, die mit freudiger Erwartung in die Welt blickt. Angst, Mißtrauen und Sorgen (die durchaus auch schon Kinder haben!) bewirken eine Verspannung der Muskulatur und eine flache ungesunde Atmung. Sie drücken eine Art ständiger Alarmbereitschaft aus, mit der Tendenz, sich schützen oder verstecken zu wollen, was sich auch auf das soziale Verhalten zu anderen beschränkend und bedrückend auswirkt. Ein Kind hingegen, das gelernt hat, sich selbst zu vertrauen, dem Leben mit all seinen Überraschungen offen gegenüberzustehen, ist sehr viel mehr in der Lage, sich anderen Kindern zuzuwenden, ist liebesfähiger, schafft Kontakte und kann seine Wünsche und Bedürfnisse und die der anderen erkennen und deutlich zum Ausdruck bringen.

So bewirkt ein Kinderyogakurs, in dem das Kind lernt, sich auf sich selbst zu konzentrieren, in sich hineinzuspüren und sich in den verschiedenen Yogahaltungen zu erleben, immer eine Erneuerung oder Erweiterung seiner Persönlichkeit. Denn kraft dieser Übungen und der dadurch bewirkten Haltungsveränderung vermag es irgendwann auch die Welt anders zu nehmen.

Aus diesem Grunde sollte eine Yogastunde so vielschichtig wie möglich sein und dem Kind die Möglichkeit bieten, das, was ihm in diesem Moment wichtig ist, herauszuziehen und seine positive Wirkung mit in den Alltag zu nehmen oder sich neu im Alltag auszuprobieren.

So gibt es Asanas, in denen die Kinder ihre Stärke spüren oder lernen, mit ihren beiden Füßen fest auf der Erde zu stehen. Andere machen geschmeidig, helfen Müdigkeit und schlechte Laune zu überwinden. Manche können nur zu zweit ausgeführt werden, indem die Kinder sich gegenseitig festhalten oder stützen und so soziales Verhalten üben. Wichtig ist eines:

Alle Übungen sind spielerisch und nie leistungsbezogen!

Die Kinder machen mit, weil es ihnen Spaß macht, gelobt wird fürs Mitmachen, nicht fürs

Bessermachen. Gerade dieser Punkt ist für ängstliche Kinder sehr wichtig. Dies und die Vielfalt der Asanas erlauben dem Kind, sich in ihnen zu versuchen und diejenigen herauszufinden, welche ihm besonders gut gefallen, ohne Gefahr zu laufen, ausgelacht oder gemaßregelt zu werden. Kleine Angeber, die oft genug ebenfalls sehr ängstliche Kinder sind, die es aber gelernt haben, ihre Ängstlichkeit „geschickt“ zu tarnen, können hier auch einmal gefahrlos eine andere Seite ihrer Persönlichkeit ausprobieren. Da diese Haltungen ohne Ehrgeiz ausgeführt werden sollten, kommt es nicht auf die Perfektion der Ausführung an, sondern auf das bewußte Erleben. Ehrgeiz und Leistungsdruck sind das genaue Gegenteil von Entspannung, sie führen zur Muskelanspannung, einer hektischeren Atmung und wirken den positiven Einflüssen der Yogastunde entgegen. Ein Anhaltspunkt hierfür ist die Mimik des Kindes; ein entspanntes, vielleicht sogar lächelndes Gesicht während der Übung zeigt die entspannte innere Haltung, ein angespanntes Gesicht drückt das genaue Gegenteil aus.

Asanas zur Kräftigung der Wirbelsäule, Muskulatur und der Gelenke

Die allgemeine Ansicht unter Erwachsenen ist, daß alle Kinder sehr gelenkig und geschmeidig sind und über eine gute Körperbeherrschung verfügen. Leider ist dies nicht der Fall. Schon bei sehr kleinen Kindern gibt es oft deutliche Anzeichen von Fehlhaltungen, wie eine deformierte Wirbelsäule, schwache und steife Gelenke und Plattfüße. Alle diese Haltungsschwächen können, solange das Kind noch im Wachstum ist, durch spezielle Übungen ausgeglichen werden.

Die Haltung des Kleinkindes

Der Mensch wird als „Vierbeiner“ geboren und bewegt sich während seines ersten Lebensjahres in dieser Haltung fort. In dieser Position ist die Wirbelsäule fast gestreckt und nur beim Krabbeln in Höhe der Brust und des Bauches leicht gebogen. Wenn das Kind mit etwa dem ersten Lebensjahr wagt, sich auf die Füße zu stellen, und die ersten Schritte versucht, dann ist diese Gleichgewichtsübung eine schwierige akrobatische Leistung. Durch die unaufhörlichen Gleichgewichtsübungen im Wachstumsverlauf nimmt die Wirbelsäule allmählich die federnde S-Form an und ist fähig, in einem gewissen Ausmaß nach allen Seiten nachzugeben und die Erschütterungen beim Gehen, die sich bei einer völlig geraden Form bis ins Gehirn fortsetzen würden, weitgehend abzufangen. Die Funktion der Wirbelsäule, die sozusagen als Gerüst das gesamte Körpergewicht trägt, wird zum einen durch einen umfangreichen Muskel-, Sehnen- und Bänderapparat unterstützt, zum anderen durch die zwischen den 34 Wirbelkörpern liegenden elastischen knorpeligen Bandscheiben ermöglicht.

Ein Kleinkind, das mit dem Laufen beginnt, nimmt die starke Hüftbeugung des Säuglingsalters zuerst noch mit in den Stand: diese Beugung hilft ihm, sein Gleichgewicht auszubalancieren. Hier knickt es zuerst ab und setzt sich hin, wenn es das Gleichgewicht verliert. Diese starke Hüftbeugung kompensiert nun die Wirbelsäule, indem sie im Lendenwirbelbereich, oberhalb des Beckens, eine Gegenbeuge, ein Hohlkreuz entwickelt. Der Rücken darüber ist noch relativ flach, schwierig auszubalancieren, weshalb das Kind ziemlich breitbeinig durch die Gegend stapft. Mit zunehmendem Längenwachstum balanciert sich die Wirbelsäule weiterhin aus, indem nun auch der obere Rücken, in der Brustwirbelsäule etwas gebeugt wird. Es entsteht ein runder Rücken als Gegengewicht zum Hohlkreuz. Die Wirbelsäule bekommt ihre Elastizität, der Körper die nötige Vorlage für die Hüftstellung über den Füßen und – trägt sich selbst. So kann man die Wirbelsäule als normal bezeichnen, wenn sie im Brust- und Lendenabschnitt gleich flach gekrümmt erscheint. [2]

Die erblich bedingte Qualität des Bindegewebes, die Lebensweise, die Ernährung, zu wenig Bewegung, ungeeignete Kleidung, insbesondere falsches Schuhwerk, können die natürliche Entwicklung der Wirbelsäule behindern und schon in der Kindheit zu Haltungsschäden und Schwächen führen. Auch Krankheiten und Folgen von Verletzungen sind oft Ursachen von Haltungsabweichungen des Stützapparates. Wenn ein Bein nur 1 cm kürzer ist als das andere, kann sich das schon sehr negativ auf sämtliche Gelenke auswirken, denn dadurch steht das Becken schief. Diese Asymmetrie wirkt sich wiederum auf die Wirbelsäule aus und von dort auf weitere Gelenke und Organe. So gilt gerade für eine gesunde Entwicklung der Wirbelsäule und des gesamten Stützapparates in der Kindheit eine ausgewogene Bewegung als die beste Voraussetzung überhaupt. Dabei wird die Muskulatur konsequent trainiert, aber auch entspannt, wodurch die Durchblutung des Bindegewebes gefördert wird, das wiederum den für das Wachstum so wichtigen Transport der Vitalstoffe zu den Zellen gewährleistet.

Die Muskeln und Muskelgruppen im Körper sind paarig angelegt, d. h., immer dann, wenn ein Muskel sich anspannt und zusammenzieht, muß der andere dazugehörige sich dehnen und entspannen können. Diese Tatsache macht man sich beim Yoga sehr zunutze. Die Übungen werden auch von den Kindern so ausgeführt, daß sie sich auf die gedehnten Körperpartien konzentrieren, also hinspüren, wo ein Muskel loslassen muß, da dieser für die Beweglichkeit und den Bewegungsradius ausschlaggebend ist. Sein Gegenspieler, also der Muskel an der gegenüberliegenden Seite, der sich zusammenzieht, ist nicht so von Interesse, denn die Muskulatur zieht sich auch ungewollt zusammen, spannt sich an und bewirkt unangenehme Verkrampfungen und Verspannungen.

Der wichtigste Gegenspieler der Rückenmuskulatur ist die Bauchmuskulatur. Ist der große Rükkenmuskel zu sehr angespannt, so zeigt sich dies häufig in einer Tendenz zu einem *Hohlkreuz (Lendenlordose).* Die Wirbelkörper oberhalb des Bekkens sind kaum noch zu sehen, aber links und rechts davon zeigen sich die Rückenmuskeln als dicke, angespannte, harte Wülste. Die Bauchmuskulatur ist dagegen oft zu locker. In diesem Fall wird die Bauchmuskulatur gekräftigt, damit sie wieder mehr Gegenkraft zum Rückenmuskel bilden kann, dieser dagegen wird gedehnt und entspannt.

Ein weiterer Gegenspieler der Rückenmuskeln sind die Muskeln im Brustbereich. Sind sie zu

---

2) Vgl. Alois Raab, „Yoga gegen Haltungsschäden und Rückenschmerzen“, S. 10ff.

angespannt, äußert sich dies zum einen in einer Unbeweglichkeit unter den Achseln, und darüberhinaus wird der gesamte obere Rücken mit den Schultern nach vorn gezogen. Es entsteht ein sogenannter *Rundrücken,* was sich sehr ungünstig auf die Atemqualität und die Herzfunktion auswirken kann. Hier wird die Rückenmuskulatur im oberen Bereich gekräftigt, die Brustmuskulatur und die unter den Achseln dagegen wird gedehnt und gelöst.

Eine weitere verbreitete Asymmetride des Rükkens ist eine Seitverbiegung der Wirbelsäule, die *Skoliose.* Hier ist in der Regel die Muskulatur der einen Seite stärker als die der anderen. Durch eine gleichmäßige Belastung der beiden Seiten und durch das Lösen der verspannten, verkrampften Muskelfasern und das gezielte Kräftigen der unterentwickelteren kann hier ein Ausgleich geschaffen werden.

Natürlich gehören Wirbelsäulenschäden und Haltungsfehler zuallererst in die Hände eines erfahrenen Orthopäden; dennoch möchte ich die positiven Wirkungen, die hier einige Asanas erzielen können, nicht außer acht lassen.

Bei Kindern beliebte Asanas

1. Das „zusammengerollte Blatt" – Yogamudra

Die Kinder stellen sich vor, sie seien ein „schlafendes Kätzchen".

Die Ausgangsposition ist der Fersensitz, das Kind beugt sich nach vorn und legt den Kopf (Stirn) vor den Knien ab, der Po sitzt auf den Fersen, die Hände ruhen an den Füßen.

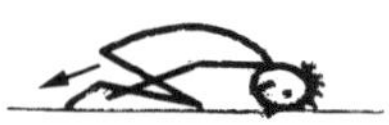

Diese Haltung bewirkt ein Ausruhen und ein „Sich-Sammeln". So kann aus dieser Position z. B. sehr schön „die Katze" entwickelt werden und sie ist auch die natürliche Ausruheposition danach. Sie bewirkt ein Ausruhen der Hände und Arme, die Wirbelsäule wird getragen, und die Rückenmuskulatur kann sich dehnen und entspannen. Der Bauch und sämtliche Bauchinnenorgane, die zuvor noch viel Platz hatten, werden komprimiert, wodurch die inliegenden Organe durch die Atemtätigkeit des Zwerchfells sich sozusagen gegenseitig massieren und so gekräftigt werden.

2. Die „Katzenreihe"

Diese Übung ist bei Kindern sehr beliebt und außerordentlich in der Vielfalt ihrer positiven Wirkungen auf den Organismus. „Das Kätzchen wird nun wach, es reckt und streckt und dehnt sich."

Die Ausgangsposition ist der Vierfüßler: die Hände sind in Schulterbreite auseinander, die Knie in Beckenbreite. (a)

Einatmend wird zunächst der rechte Arm lang nach vorn ausgestreckt, diese Haltung ruhig weiteratmend beibehalten, anschließend wird ausatmend der Arm wieder in die Ausgangsposition zurückgestellt. Die Übung wird mit dem anderen Arm wiederholt. (b)

Dieselbe Übung läßt sich nun mit dem Bein ausführen, erst rechts, dann links. (c)

In einer Variante wird zunächst das rechte Bein einatmend angehoben und nach hinten oben

ausgestreckt, eine Zwischenatmung gemacht und dann diagonal dazu mit dem nächsten Einatmen der linke Arm nach vorn ausgestreckt. Diese Übung wird ruhig atmend gehalten und anschließend im Ausatmen Schritt für Schritt wieder aufgelöst. Danach wird die Übung nach der anderen Seite wiederholt. (d)
Eine weitere Steigerung des Schwierigkeitsgrades: man umfaßt auf diese Weise mit der rechten Hand den linken Fußknöchel oder umgekehrt. (e)
Als Atemübung läßt das Kind beim Einatmen den Bauch hängen und reckt die Nase zur Decke, ausatmend macht es einen runden „Katzenbukkel" und schaut den Bauch an. (f)
Sämtliche Katzenübungen bewirken eine Stärkung der Rückenmuskulatur und der Arme und Beine. Bauch- und Brustmuskeln werden gelöst und, insbesondere bei den beiden schwierigeren Varianten, der Gleichgewichtssinn und die Konzentrationsfähigkeit gefördert.

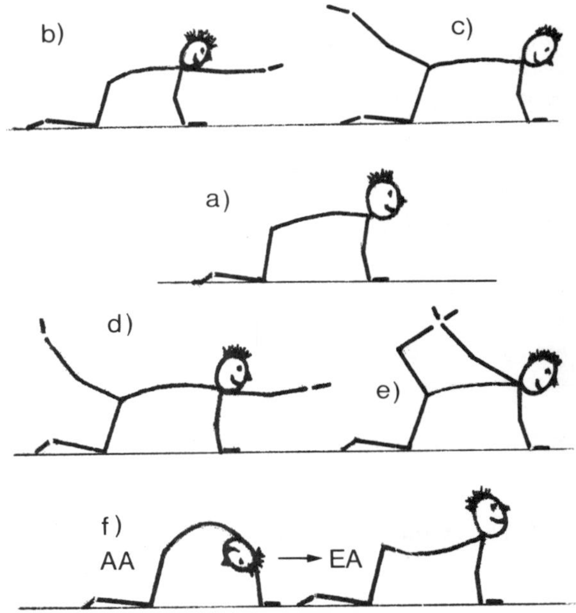

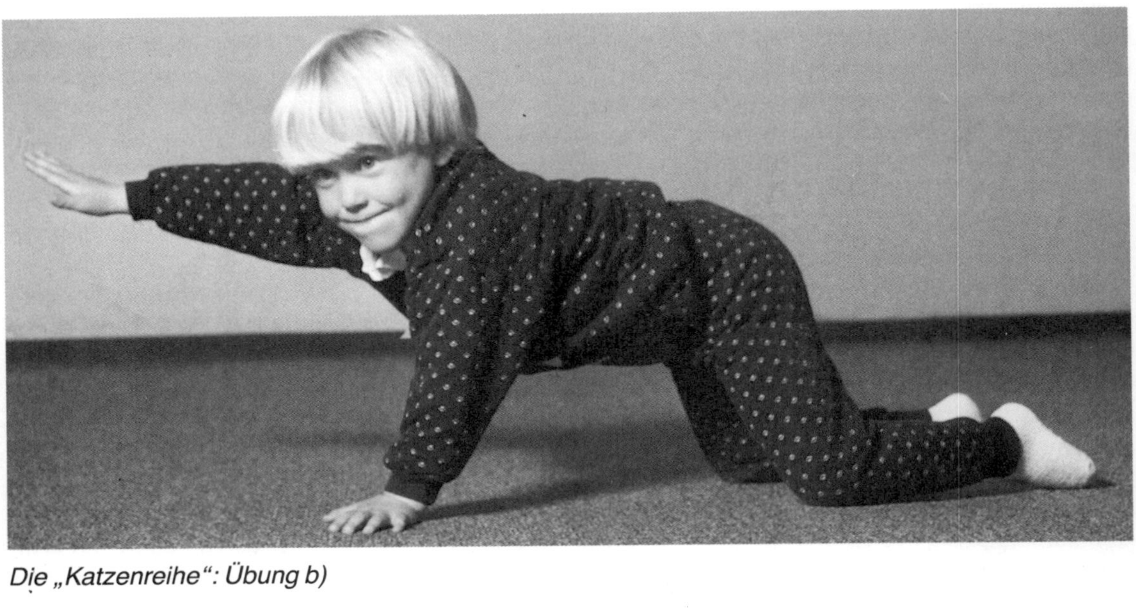

Die „Katzenreihe": Übung b)

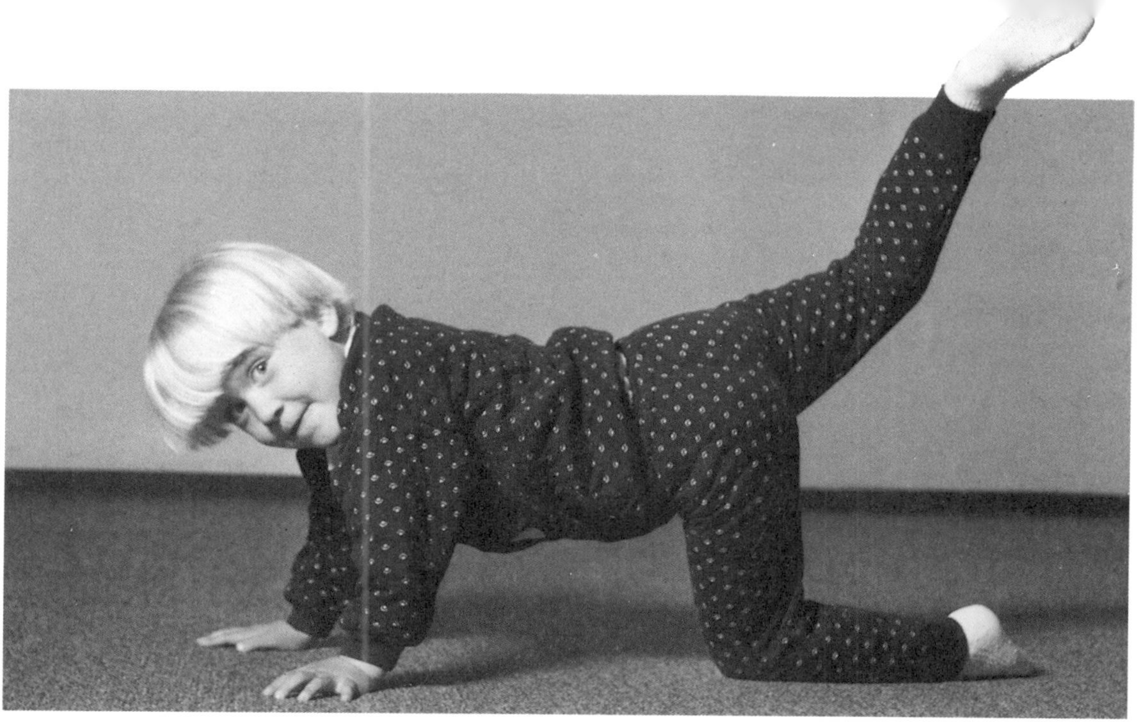

Die „Katzenreihe“: Übung c)

Die Atemübung bewirkt einen Atemanreiz durch Bewegung und durch das Dehnen des Atemraums im Einatem und durch Komprimieren des Brust- und Bauchraumes im Ausatem. Diese Übung ist besonders gut für Kinder geeignet, die unter Atemstörungen wie Asthma und auch Stottern leiden.

3. Die „gestreckte Katze“ – Bhujangendrasana

Aus dem Vierfüßler heraus werden die Hände ausatmend soweit nach vorn geschoben, bis die Arme ausgestreckt fast den Boden berühren und der gesamte Oberkörper gedehnt wird. Nun einatmend den Oberkörper mit der Kraft der Arme aufrichten, das Becken zum Boden sinken lassen und ausatmend wieder zurück in die erste Position gehen (dynamisch). (a und b)

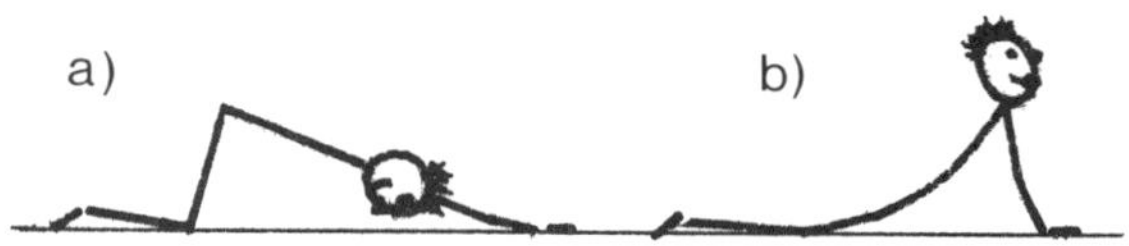

Diese Übung regt den Kreislauf an, die Arm- und Schultermuskulatur wird gekräftigt.

4. Das „Kaninchen“ – Sasangasana

Diese Haltung ist eine Weiterentwicklung des zusammengerollten Blattes (Übung 1). Das Kind löst den Po von den Fersen und streckt ihn in die Luft. (a)
Im weiteren verschränkt es die Hände hinter dem

Rücken und streckt diese als Ohren nach hinten oben in die Luft. (b)

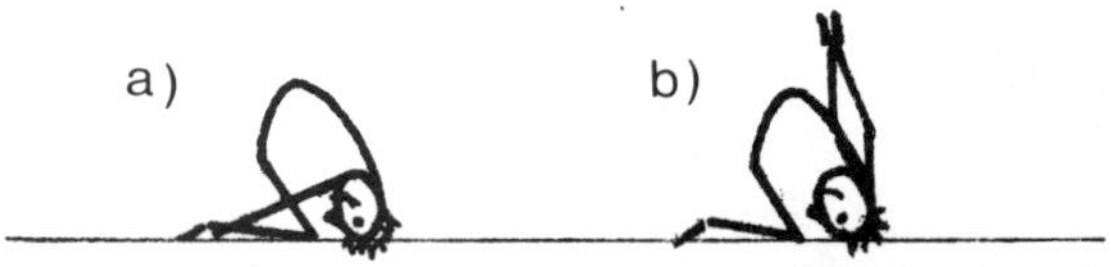

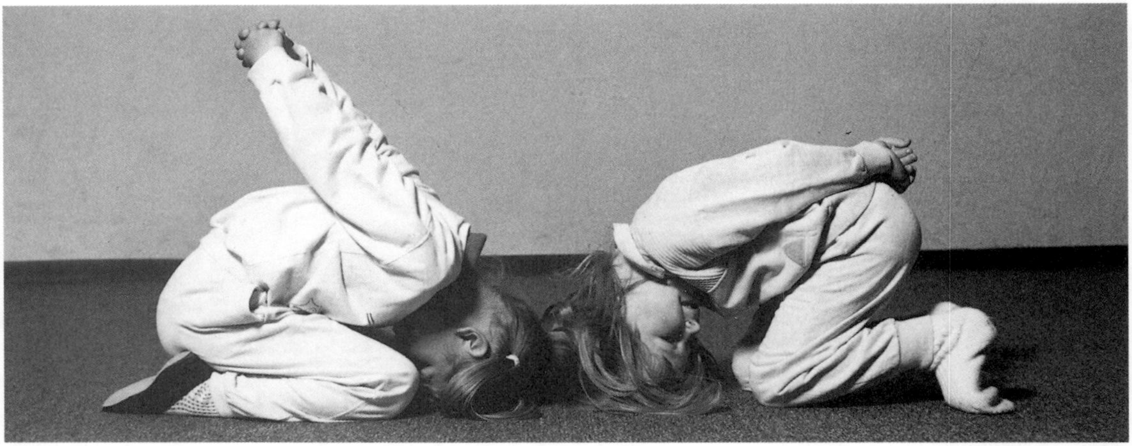

Diese Übung bewirkt zunächst, daß vermehrt Blut in den oberen Körperbereich und den Kopf strömt. Dadurch wird die Schilddrüse angeregt und die Durchblutung des Gesichts und der Gehirnzellen verstärkt. Die Halswirbelsäule wird belastet. Wenn das Kind im weiteren nun auch die Hände im Expander nach hinten oben streckt, werden die Bänder unter den Achseln gedehnt. Für Asthmatiker nicht geeignet!

5. Die „Kobra" – Bhujangasana

Diese Übung wird aus der Bauchlage entwickelt. Das Kind plaziert die Hände unterhalb der Schultern, die angewinkelten Ellenbogen sind ganz nah am Körper. Einatmend richtet sich das Kind zunächst mit Hilfe der Rückenmuskulatur auf, das Becken ruht auf dem Boden, der Kopf wird ebenfalls nach hinten gebogen. Die Hände/Arme übernehmen dann eine Stützfunktion. (a)

Eine etwas einfachere Variante ist die Sphinxhaltung. (b)
Eine etwas schwierigere, nur für yogageübte Kinder geeignete Form, ist der Schwan. (c)

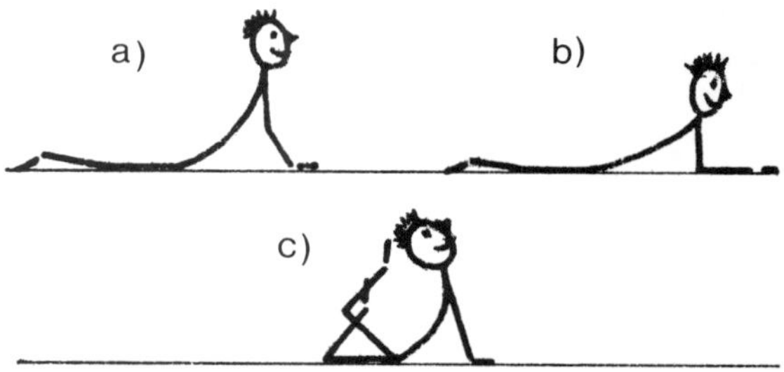

Diese Übung besitzt eine der vielseitigsten Heilwirkungen. Die Biegsamkeit der Wirbelsäule wird erhöht, wodurch eine verstärkte Versorgung der Bandscheiben mit vitalen Stoffen erreicht wird. Durch die Rückbeuge werden die Nieren komprimiert und die Bauchinnenorgane, die nun durch die Dehnung in der Körpervorderseite viel Platz haben, vermehrt durchblutet. So werden die

Die Erarbeitung der „Kobra“ in drei Stufen

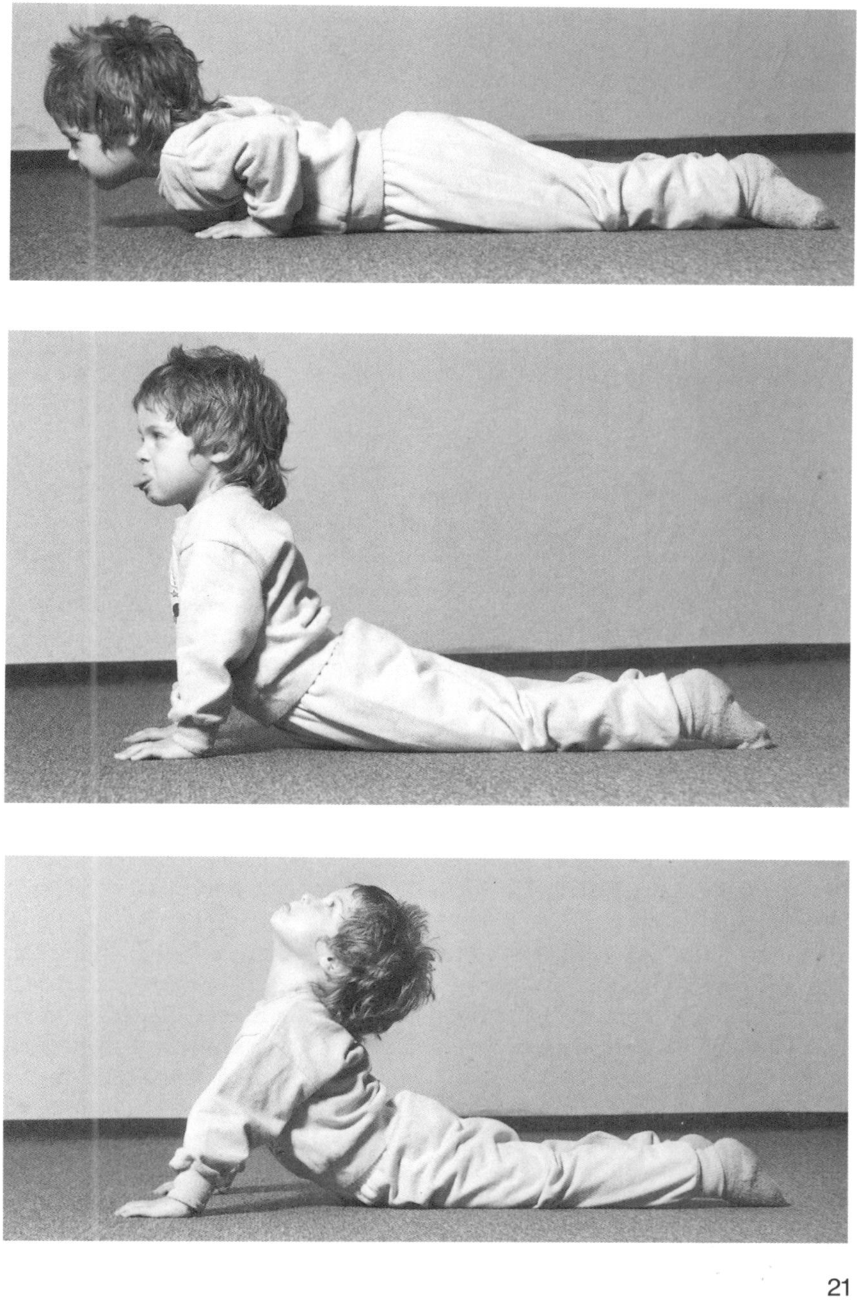

Verdauungs- und Ausscheidungsorgane gekräftigt und angeregt, durch ihre Wirkung auf die Nebennieren (Adrenalin) ist die Übung antirheumatisch und antiasthmatisch.

6. Die „Dachstellung" – „großer Katzenbuckel" – Urdhva mukha svanasana

Das Kind streckt aus dem Vierfüßler den Po so nach oben, daß er der höchste Punkt ist; Hände, Arme und Oberkörper bilden eine gerade Linie. Die Beine sind durchgestreckt, der ganze Fuß hat Bodenkontakt.

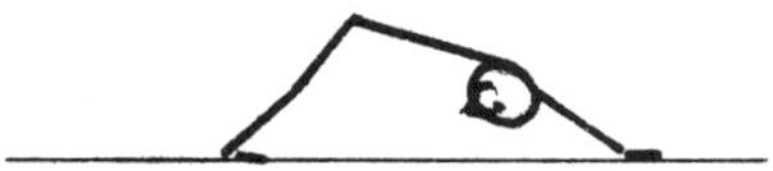

Diese Umkehrstellung vermehrt die Durchblutung des Oberkörpers und des Kopfraumes. Dadurch werden die Schilddrüse, die Gehirnzellen und sämtliche Sinnesorgane am Kopf vermehrt mit Blut versorgt, was sie in ihrer Funktion stärkt und anregt. Für Asthmatiker ist diese Übung nicht geeignet!

7. Die „Halbmondhaltungen" – Ardha Chandrasana

Die Ausgangshaltung ist der Stand; die Füße sind in Beckenbreite auseinander. Einatmend werden die Arme über den Kopf ausgestreckt und die Daumen verhakelt. Ausatmend beugt sich das Kind zuerst nach rechts, einatmend kommt es dann zur Mitte, und ausatmend beugt es sich dann nach links. (a)
Oder es beugt sich ausatmend zurück, einatmend kommt es dann wieder zur Mitte, und ausatmend beugt es sich vor. (b)
Hier kann auch mit der Vorstellung eines Baumes gearbeitet werden, der sich im Wind beugt und bewegt: „Wir biegen uns wie ein Baum im Wind." Dazu bietet sich auch die folgende Variante an: mit gegrätschten Beinen (dicker Stamm) und weit ausgebreiteten Armen, eventuell sogar mit gespreizten Fingern (Äste), wobei in dieser Position dann allerdings nur nach rechts und links gebeugt wird. (c)

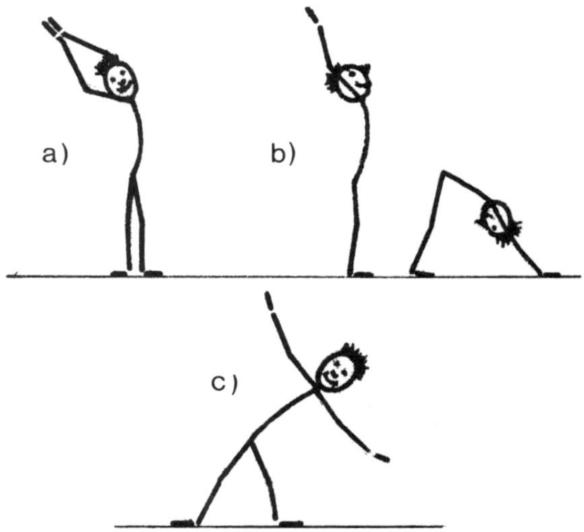

Diese Übungen im Stand ermöglichen eine optimale Beuge der Wirbelsäule nach allen Seiten, was auf die Versorgung der Bandscheiben eine ganz ausgezeichnete Wirkung hat. Außerdem werden sämtliche Sehnen, Bänder und Muskelgruppen, die mit der Beweglichkeit der Wirbelsäule in Beziehung stehen, gedehnt, entkrampft und gekräftigt. Die Übungen wirken durchblutungsfördernd auf Leber und Milz, die Koordinationsfähigkeit wird geübt. Um eine optimale gesundheitliche Wirkung zu erzielen, ist es unbedingt notwendig, darauf zu achten, daß sich die Kinder immer, wenn sie sich nach rechts beugen, im Anschluß daran auch nach links beugen, und immer dann, wenn sie sich zurückbeugen, auch vorbeugen.

8. Dehnungen im Stand

Eine Voraussetzung sind die geschlossenen Füße als Ausgangsposition. Hier dehnt und reckt sich das Kind nach oben. Die Vorstellung kann hilfreich sein, es klettere eine unsichtbare Strickleiter hoch. (a)
Bei einer anderen Variante steht das Kind in der Grätsche und macht sich ganz groß und breit, indem es erst die Arme nach außen wegdehnt, dann die Beine, eventuell auch diagonal. (b)

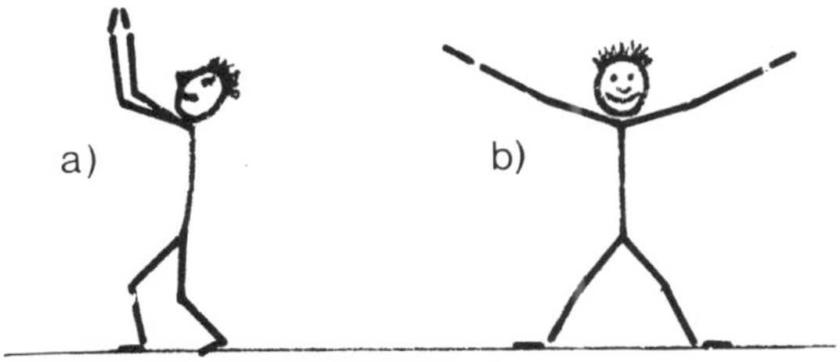

Alle Dehnübungen lösen muskuläre Verspannungen im entsprechenden Körperbereich auf, sind erfrischend, anregend und nervenstärkend.

9. Die „Tigersprunghaltung“ – Prasarita padottanasana

Diese Übung wird aus dem Stand entwickelt. Die Kinder stehen aufrecht mit weit gegrätschten Beinen und beugen sich ausatmend nach vorn, bis sie sich mit den Händen am Boden aufstützen können. Die Wirbelsäule ist gerade, der Blick nach vorn gerichtet, das Gewicht lastet vermehrt auf den Händen.

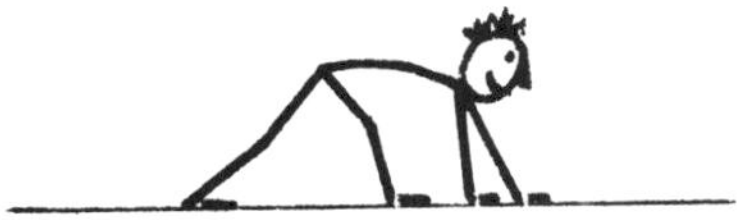

Diese Übung dehnt die Oberschenkelinnenmuskulatur und wirkt sich so begünstigend auf eine sehr schmale, unterentwickelte Hüfte (Hüftluxation) aus. Da das Hauptgewicht auf den Armen ruht, werden diese, die Handgelenke und die Hände gekräftigt. Das Kind übt hier auch die Feinkoordination, indem es die Belastung, die auf den Händen und den Oberschenkelinnenmuskeln ruht, zu regulieren lernt. Für Asthmatiker ist diese Haltung nicht geeignet!

10. Der „Palaversitz“

„So, und jetzt sind wir alle ein Frosch.“
Das Kind geht aus dem Stand heraus so in die Hocke, daß beide Füße mit der ganzen Sohle auf dem Boden bleiben und die Knie leicht nach außen gespreizt werden. (a)
Diese Übung ist auch eine sehr schöne Partnerübung. (b)
Das Kind kann sich auch hüpfend wie ein Frosch fortbewegen.

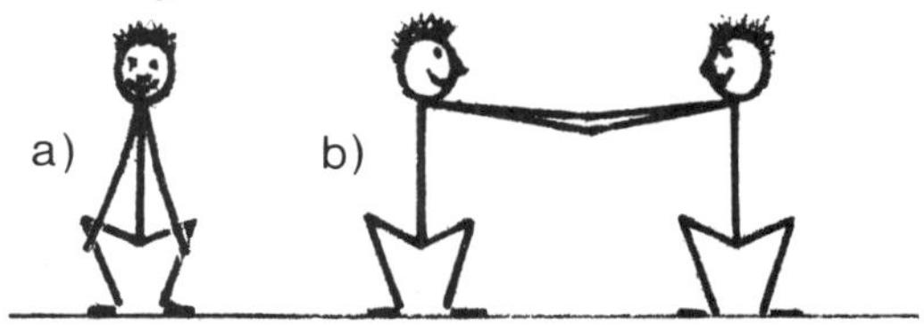

Diese Übung dehnt die Oberschenkelinnenmuskulatur und fördert die Beweglichkeit der Hüfte.

11. Die „Babywiege“

Das Kind sitzt mit ausgestreckten Beinen auf dem Boden und winkelt das rechte Bein an. Es stellt den rechten Fuß in der linken Armbeuge ab, und umfaßt mit dem rechten Arm so das angewinkelte Knie, daß es die Hände verschränken kann. „Wir schaukeln unser Baby.“

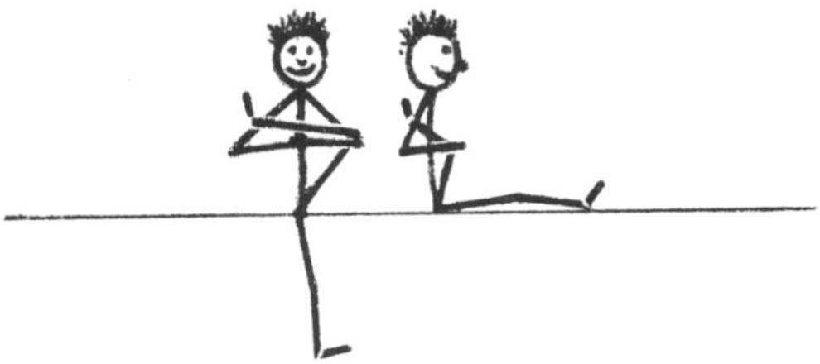

Dann wird die Übung mit dem anderen Bein wiederholt.
Diese Übung bewirkt eine Lockerung der Hüften, stärkere Durchblutung und Kräftigung der Leisten und bereitet auf die beiden folgenden Übungen vor.

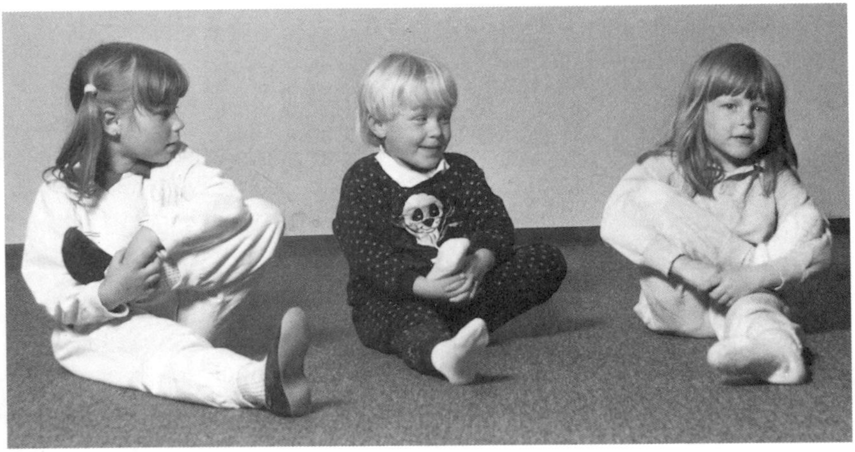

Die „Babywiege“

12. Der „Schustersitz“ – Bhaddakonasana

Das Kind legt im aufrechten Sitz beide Fußsohlen aneinander, die Hände umfassen die Zehen und ziehen diese so nah wie möglich an den Damm heran. Die nach außen fallenden Knie berühren den Boden. Die Kinder wippen mit den Oberschenkeln und lassen dann im Ausatem die Knie so nah wie möglich zum Boden sinken. „Wie ein Schmetterling, der von Blume zu Blume fliegt und dann seine Flügel in der Sonne ausbreitet.“

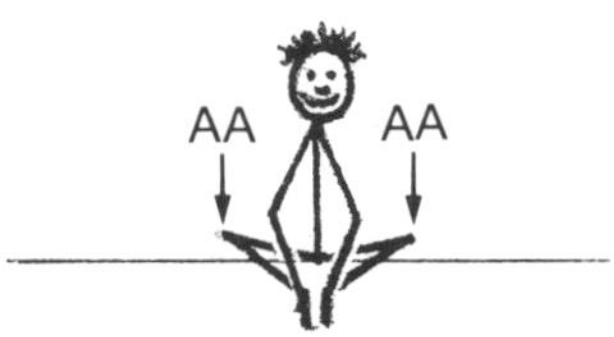

Die Oberschenkelinnenmuskulatur und die Leisten werden gedehnt. Sämtliche Bauchinnenorgane werden durchblutet und gekräftigt, die Beweglichkeit der Hüfte gefördert.

13. Der „Stern“

Der Stern wird aus dem Schmetterlingssitz entwickelt, indem sich das Kind so weit wie möglich nach vorn beugt.

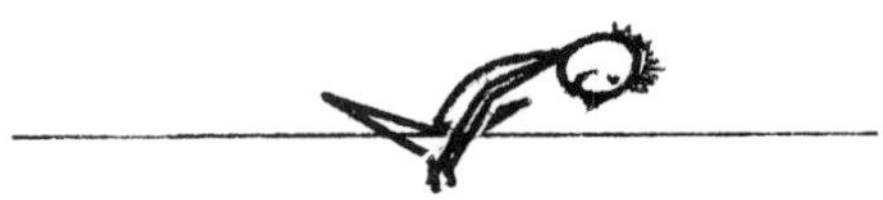

Die Wirkungen des Schmetterlingssitzes werden noch verstärkt.

Der „Schustersitz“

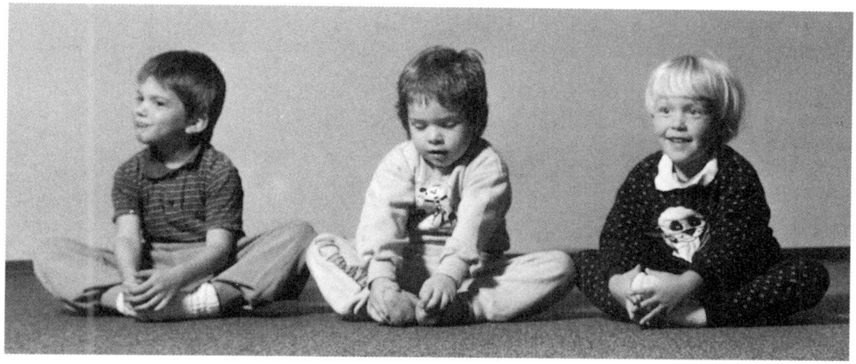

Der „Stern“

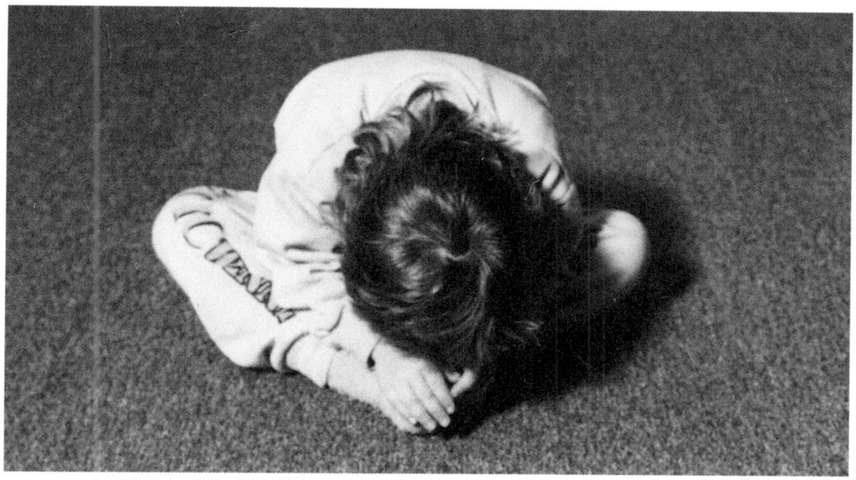

14. Der „Löwe“ – Sirsasana

Das Kind beugt sich aus dem Fersensitz ausatmend leicht nach vorn und reißt Augen und Mund so weit wie möglich auf, die Zunge wird weit herausgestreckt. Gleichzeitig werden die Finger, die auf den Knien ruhten, ebenfalls gespreizt. Kinder mögen es, diese Übung mit einem Löwengebrüll zu verbinden oder die gespreizten Hände als Andeutung der Löwenbarthaare rechts- und linksseitig an den Mund zu legen. (a/b)

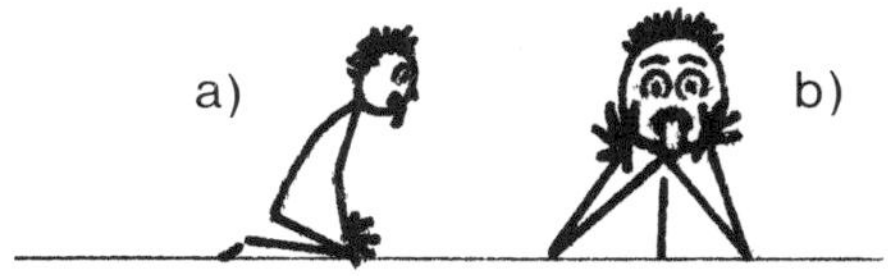

Diese Übung stärkt die Durchblutung des Gesichts und entspannt die Gesichtsmuskulatur. In Verbindung mit dem „Löwengebrüll“ hilft sie beim Ablassen von Spannungen und beim Aggressionsabbau.

15. Das „Kamel“ – Kapotasana

Ausgangsposition ist der Kniestand, wobei die Knie nicht mehr als beckenbreit auseinander sind. Ausatmend legt das Kind den Kopf in den Nacken und beugt sich zurück, wobei das Becken leicht nach vorn geschoben wird. Die Hände ergreifen die Fersen. Diese Übung ist nur für bereits yogageübte Kinder! Der/die Übungsleiter/in sollte immer, auch bei einem geübten Kind, dabei sein, um Hilfestellung zu leisten. Da der Kehlkopfbereich sehr gedehnt wird, ist es wichtig, daß das Kind bei dieser Übung den Mund geöffnet hält, aber nicht spricht.

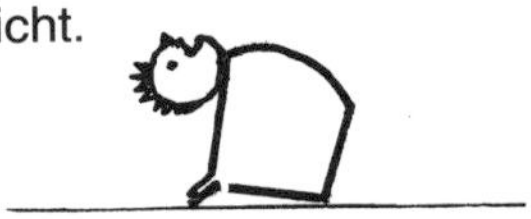

Diese Übung erhöht die Elastizität der Wirbelsäule, stärkt die Nieren und die Funktion der Bauchinnenorgane. Da der Brustraum gedehnt wird und die Schultern zurückgezogen werden, wird die allgemeine Haltung des Kindes sehr verbessert. Die Herz-/Lungenregion wird vermehrt durchblutet. Außer den körperlichen Vorteilen, die das Erlernen dieser Haltung bietet, hat sie noch einen anderen unübertrefflichen Vorteil: sie stärkt das Selbstvertrauen.

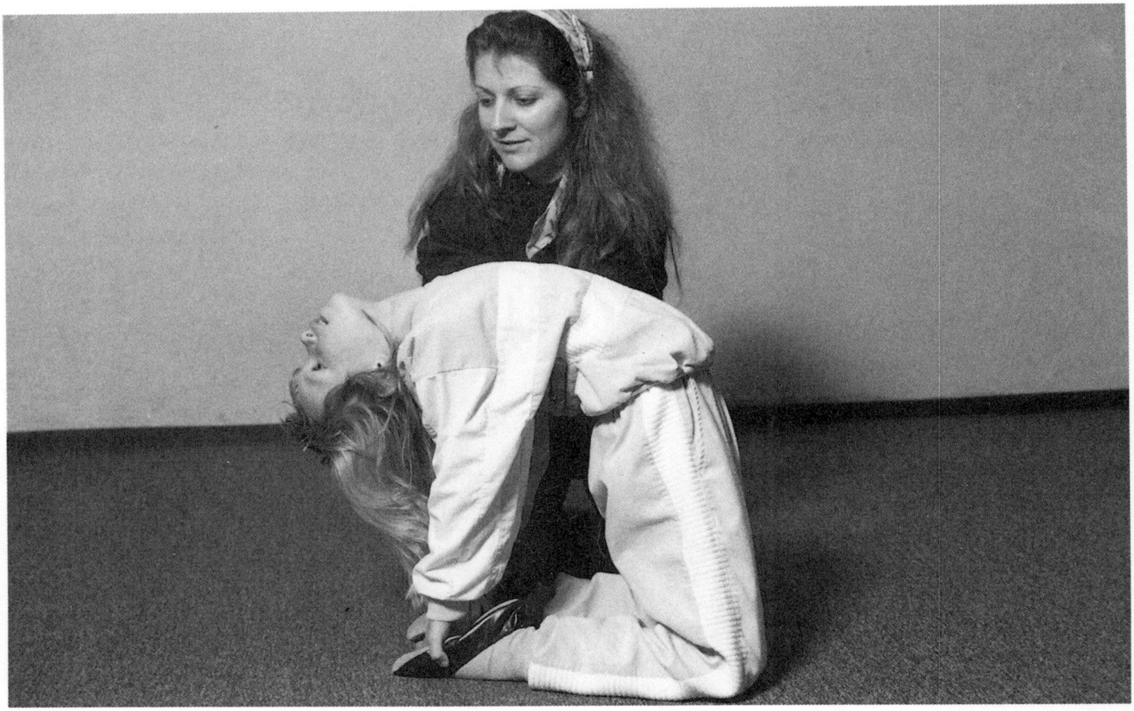

16. Seitdrehung im Kniestand

Ausgangsposition ist der Kniestand, wobei die Knie maximal beckenbreit auseinander sind. Einatmend streckt das Kind die Arme in Schulterhöhe aus, ausatmend dreht es sich erst nach rechts, dann nach links.
Hier kann mit der Vorstellung eines Segels oder eines Wetterkreuzes gearbeitet werden, das sich im Wind dreht.

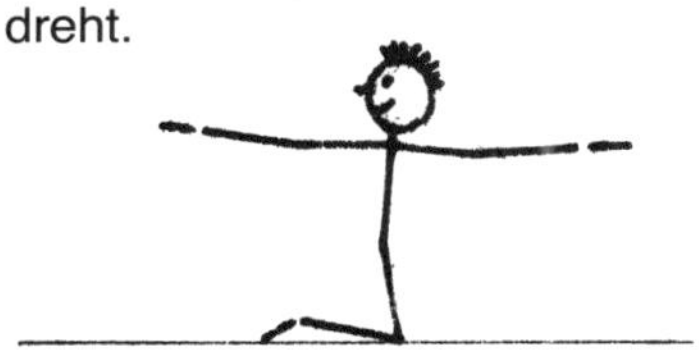

Der Kniestand bietet eine relativ statische Basis, so daß die Drehung vermehrt aus der Hüfte geschehen kann. Diese Drehung bewirkt eine Kräftigung der gesamten Rücken-, Bauch- und Seitenmuskulatur sowie der Leisten. Die inneren Bauchorgane werden wechselseitig massiert und angeregt.

17. Das „Krokodil“

Das Kind liegt auf dem Rücken, die Arme sind in Schulterhöhe lang ausgestreckt, die Handflächen berühren den Boden, die Knie sind angewinkelt, die Füße stehen vor dem Gesäß am Boden. Ausatmend läßt das Kind die Knie nach links sinken und dreht den Kopf nach rechts, einatmend Kopf und Knie zur Mitte bringen, ausatmend die Übung nach der anderen Seite wiederholen.

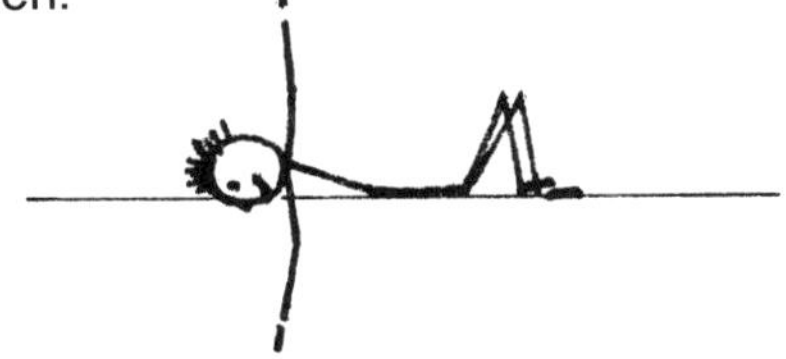

Diese Übung hat einen solch hohen Wert für die Wirbelsäule und die inneren Organe, insbesondere die Nieren, daß ihr und ihren Varianten schon ein ganzes Buch gewidmet wurde (Alois Raab: „Yoga gegen Haltungsschäden und Rükkenschmerzen“) Da der Körper auf dem Boden ruht, muß die Wirbelsäule das Körpergewicht nicht tragen. Diese Übung bewirkt eine Drehung der Wirbelsäule und eine Stärkung der Muskulatur, ohne sie zu belasten. Dadurch wird eine Korrektur bzw. Stärkung des anfälligsten Bereiches der Wirbelsäule, der Lendenwirbelsäule, erreicht. Je weiter die Füße von einander entfernt am Boden stehen, desto stärker ist die Drehung.
Darüberhinaus ist sie wie alle Drehübungen sehr nervenstärkend.

18. Die „Rutsche“ – Uttana mayurasana

Wir gehen von der Rückenlage aus, die Beine sind angewinkelt, die Füße stehen vor dem Gesäß, die Hände liegen mit den Handflächen nach unten dicht neben dem Körper am Boden. Einatmend wird das Becken / der Po vom Boden gelöst. (a)
Eine schwierigere Variante ist das Anheben des einen Beines in dieser Position. (b)

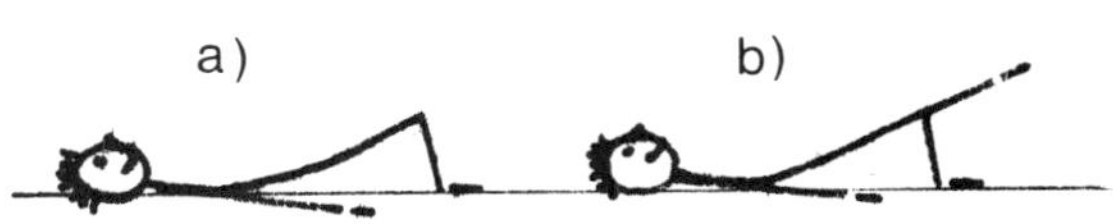

Mit dieser Übung werden insbesondere die Bauchmuskeln und die Oberschenkelmuskeln gestärkt, was eine besonders positive Beeinflussung des Hohlkreuzes bewirkt.

19. Die „Rutsche nach der anderen Seite" – Catus padasana

Ausgangsposition ist die Rückenlage, die Beine sind lang ausgestreckt. Die Hände stemmen das Gewicht des Oberkörpers in Schulterhöhe vom Boden.

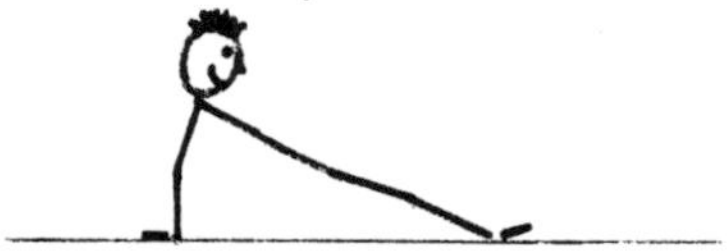

Diese Übung stärkt die Schulter- und Armmuskulatur und die Handgelenke. Außerdem bewirkt sie eine Haltungskorrektur gegenüber dem Rundrükken, die gesamte Rückenmuskulatur wird gekräftigt.

20. Das „Boot" – Vairoli-mudra

Die Ausgangspositionen sind entweder die Rükkenlage oder der aufrechte Sitz mit lang ausgestreckten Beinen: Die Beine werden so angehoben, daß sie nicht den Boden berühren, der Oberkörper ist schräg zum Boden aufgerichtet, die ausgestreckten Arme verlaufen parallel zum Boden. Der einzige Körperteil mit Bodenkontakt ist der Po.

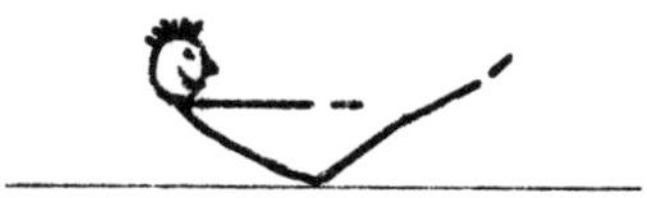

Diese Übung stärkt die Bauchmuskulatur, die Willens- und Durchhaltekraft.

21. Der „Kniekuß" – Patschimottanasana

Das Kind sitzt im Langsitz, d. h. mit lang ausgestreckten Beinen. Einatmend streckt es die Hände über den Kopf und verhakelt die Daumen, ausatmend beugt es sich aus der Leiste heraus mit gerader Wirbelsäule so weit wie möglich nach vorn und umfaßt mit den Händen die Zehen.

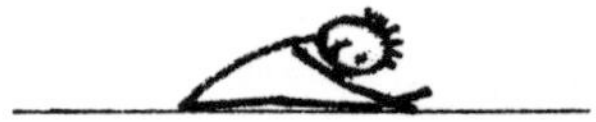

Diese Übung stärkt und kräftigt die Drüsenfunktion und sämtliche Bauchorgane, die Seiten werden gefestigt. Auch im Gehirn wird die Blutzirkulation verbessert, eine gute Übung gegen zu niedrigen Blutdruck.

22. Der „Fisch" – Ardha Matsyendrasana

Die Ausgangsposition ist die Rückenlage, die Arme liegen an den Seiten. Ausatmend beugt das Kind seinen Oberkörper zurück und stützt sich mit den angewinkelten Unterarmen ab. Die Auflageflächen sind nun Fersen, Beine, Po und Hinterkopf, sowie die stützenden Arme, die Brust wird weit nach vorn oben gewölbt und gedehnt. (a) Geübte Kinder können nun mit aneinandergelegten Handflächen vor dem Bauch die Flossen des Fisches andeuten. (b)

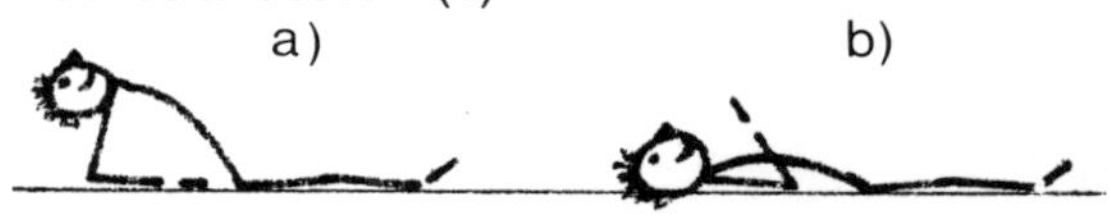

Diese Übung stärkt die gesamte Muskulatur rund um die Wirbelsäule und hat eine positive Wirkung auf die Herz- und Lungenfunktion.

23. Der „Pflug" – Halasana

Aus der Rückenlage winkelt das Kind die Beine an, hebt die Füße vom Boden ab und legt sie mit

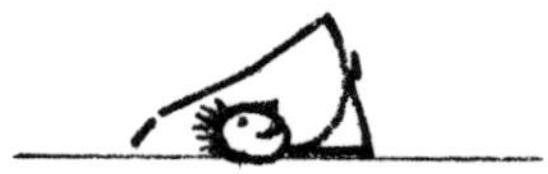

nun ausgestreckten Beinen hinter dem Kopf ab.

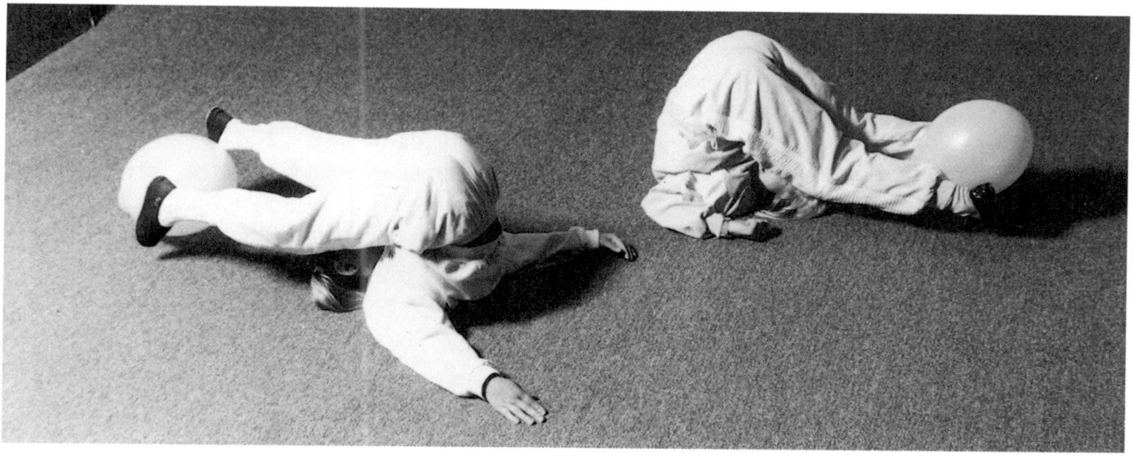

Der Rücken und die Nieren werden stark durchblutet, ebenso die Kopf- und Halsregion. Deshalb ist diese Übung nicht für Kinder mit Schilddrüsenüberfunktion geeignet, ebenso nicht für Asthmatiker. Das Kind muß in dieser Position den Kopf in der Mitte behalten, also seinen eigenen Bauch anschauen. Wenn es den Kopf dreht, wird die Halswirbelsäule sehr stark belastet. Kleine Kinder sind aufgrund ihrer Anatomie noch nicht fähig, die Füße hinter dem Kopf abzulegen (die Beine sind noch zu kurz und der Oberkörper zu lang!)

24. Die „Kerze„“ – Sarvangasana

Aus der Rückenlage winkelt das Kind zunächst die Beine an und löst die Füße vom Boden. Dann streckt es die Füße/Fersen mit den nun langausgestreckten Beinen und dem Oberkörper hoch zur Decke. Die Hände stützen diese Position an den Hüften.

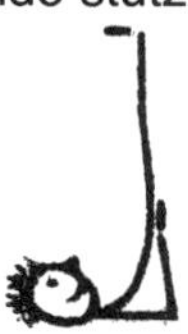

Diese Übung stärkt die Bauchmuskulatur. Da der Blutdruck steigt, ist diese Übung für Kinder mit zu hohem Blutdruck und mit Schilddrüsenüberfunktion nicht geeignet, ebenso nicht für Asthmatiker. Darüber hinaus darf das Kind auch hier (s. Übung 23) nicht den Kopf zur Seite drehen!

25. Die „Schlußentspannung“ – Savasana

Am Ende einer jeden Übungsreihe legt sich das Kind auf den Rücken und schließt die Augen. Um sich seinen Körper, so wie er da liegt, wie er sich nun anfühlt und wo er Bodenkontakt hat, richtig bewußtzumachen, können folgende Hilfen angeboten werden:

1. Die Kinder werden aufgefordert, erst die Arme (rechts/links/beide), dann die Beine (rechts/links/beide), dann alle viere anzuheben und wie ein Clown – bumm – einfach fallen zu lassen. Dann spüren sie in die Extremitäten hinein, die durch den leichten Aufprall ins Bewußtsein gerückt und etwas erwärmt wurden. Danach heben sie den Kopf an, halten ihn so lange, bis er ihnen zu

schwer wird, und legen ihn dann ebenfalls langsam und sanft auf den Boden ab.
2. Die Kinder lassen die Arme und Beine nicht einfach fallen, sondern halten sie nach oben, bis sie

die Schwerkraft stark spüren und nun Arme, Beine und Kopf langsam auf den Boden ablegen.

Diese Übung ähnelt der „progressiven Muskelentspannung“ nach Jacobsen. Durch die Entspannung und Lösung der Muskulatur wird ein Entspannen des Nervensystems erreicht. Das entspricht dem natürlichen Bedürfnis des Körpers, nach einer aktiven Phase in die Ruhephase zu kommen.

Die Gleichgewichtshaltungen

Jede Gleichgewichtshaltung fördert die Konzentrationsfähigkeit und schafft ein Bewußtsein dafür, wie eng unsere emotionale Stabilität und die Gedanken mit der Fähigkeit zusammenhängen, eine Gleichgewichtshaltung einzunehmen. „Wie innen, so außen!“ Ein Mensch, der innerlich unruhig ist, unausgeglichen und fahrig, hat zunächst Schwierigkeiten, Gleichgewichtshaltungen einzunehmen. Mit zunehmender Übung wird sich ein Fortschritt nicht nur in der Fähigkeit äußern, diese Übung länger zu halten, sondern wird darüberhinaus auch das innere, emotionale Gleichgewicht stabilisiert.
Die Erinnerungen und Gedanken, die während der Gleichgewichtsübung bewirken, daß der Übende umkippt, bewirken auch nicht selten im täglichen Leben Ungleichgewicht.

1. Der „Zehenstand“

Das Kind fixiert einen festen Punkt an der Wand, dann stellt es sich einatmend auf die Zehenballen. Es versucht ruhig und regelmäßig zu atmen und sich nur auf die Durchführung dieser Übung zu konzentrieren. (a)
Es kann auch in der Ausgangsstellung zunächst die Hände in Gebetshaltung vor der Brust haben und diese dann einatmend, Handflächen liegen aneinander, über den Kopf ausstrecken, eine Zwischenatmung machen, um sich dann mit dem nächsten Einatem auf die Zehenballen zu stellen. (b)

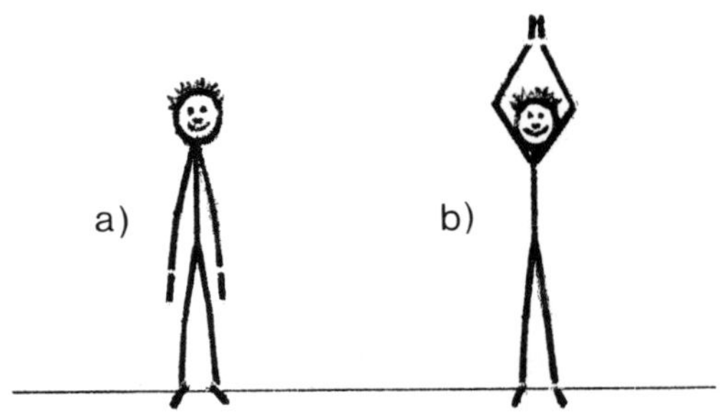

Diese Übung stärkt die Konzentrationsfähigkeit; außerdem werden die Füße sehr schön durchblutet und gekräftigt, eine Vorbeugung gegen Platt- und Senkspreizfüße.

2. Der „Baum“ – Vrksasana

Das Kind steht im aufrechten Stand und spürt zunächst den Bodenkontakt, den die Füße haben. Dann verlagert es das Gewicht bewußt auf das rechte Bein, das zuerst das Standbein sein soll, und fixiert einen festen Punkt an der Wand. Mit dem nächsten Einatem wird das linke Bein angewinkelt und der linke Fuß auf den rechten gestellt. Dann werden die Hände entweder in Gebetshaltung vor der Brust oder lang ausgestreckt über dem Kopf (Tannenbaum) gehalten. Das Kind steht ruhig und regelmäßig atmend im Gleichgewicht, solange es ihm möglich ist. Die Haltung wird wieder aufgelöst, indem zuerst ausatmend die Hände gelöst und gesenkt werden und dann mit dem nächsten Ausatem das linke Bein wieder auf den Boden gestellt wird. Anschließend wird diese Übung mit dem anderen Bein wiederholt. (a)
In einer Variante stellen die Kinder den Fuß an der Innenseite des anderen Beins (Wade, Knie, Oberschenkel) ab. (b)

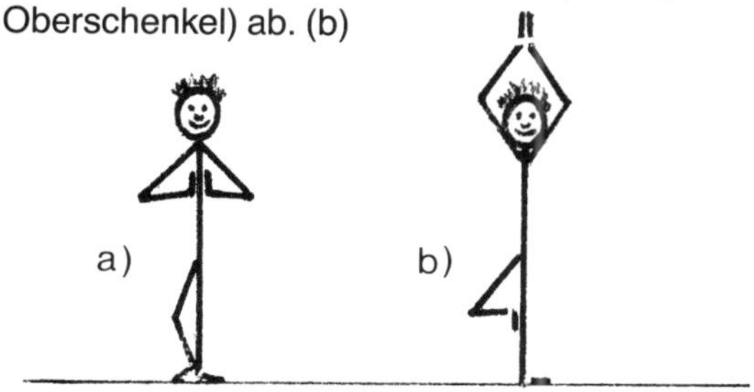

Diese Übung fördert die Feinkoordination und die Konzentrationsfähigkeit. Es ist sehr wichtig, das Kind zuvor den Bodenkontakt spüren zu lassen, ja, es aufzufordern, es solle mit dem Standbein „Wurzeln in den Boden schicken“. Das Lösen des anderen Beines vom Boden und das Ausstrecken der Hände/Arme nach oben bedeuten so eine Art Wachstum, erfordern und fördern Mut und Risikobereitschaft und stärken das Selbstbewußtsein.

3. Die „Standwaage“ – Virabhadrasana

Diese Übung läßt sich sehr schön als Partnerübung erarbeiten. Ein Kind steht gerade, mit geschlossenen Füßen. Einatmend nimmt es die Hände/Arme ausgestreckt über den Kopf, Daumen verhakeln, und ausatmend beugt es sich nach vorn, indem es zunächst den linken Fuß vom Boden löst und ihn nach hinten ausstreckt. Der Fixpunkt, der das Gleichgewicht stärkt, ist hier ein Punkt am Boden. Ein anderes Kind kann sich so vor das Übende stellen, daß es seine Hände halten und es so stützen kann. (Foto: S. 32)

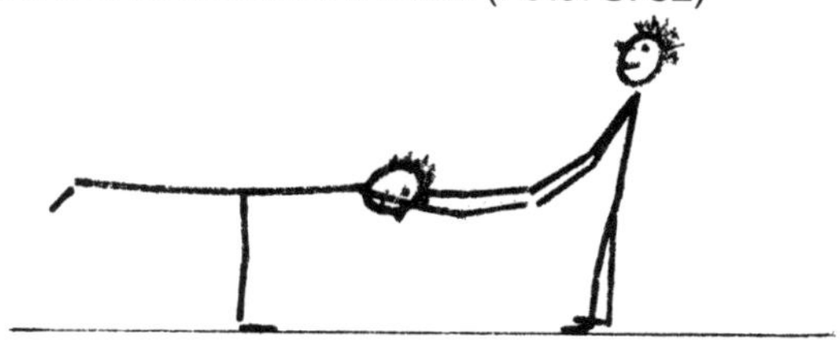

Abgesehen von der Stärkung der Konzentrationsfähigkeit und der Feinkoordination wird hier auch soziales Verhalten geübt. Ein Kind hilft, das andere läßt sich helfen. Jedes macht hier eine sehr wichtige Erfahrung: nämlich Vertrauen zu wecken und Vertrauen zu haben.

4. Der „Storch“

Das Kind stellt sich aufrecht auf ein Bein, die Arme werden in Schulterhöhe nach außen leicht angewinkelt, die Finger gespreizt.

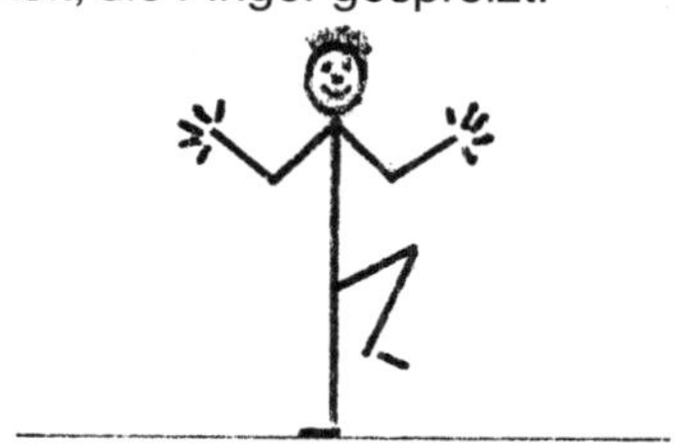

Diese Übung kann entweder ruhig im Stand oder dynamisch hüpfend ausgeführt werden.

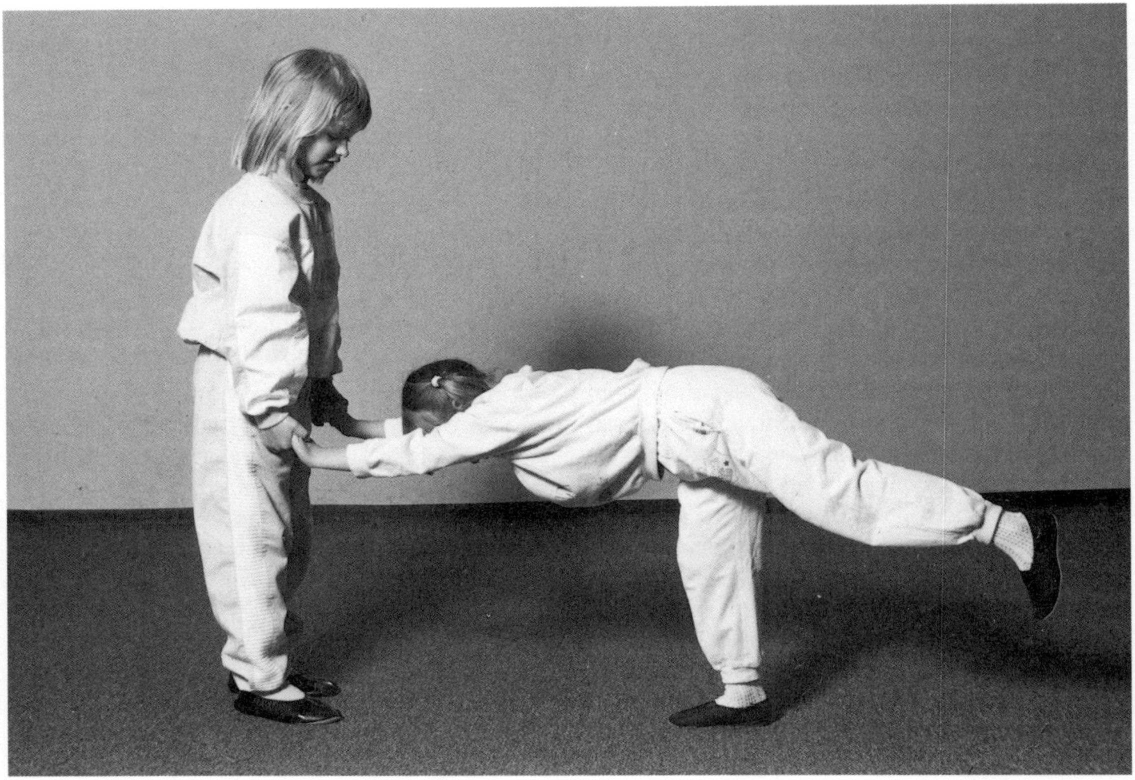

Die „Standwaage": Übung 3, siehe S. 31

Wenn das Kind innerhalb einer Yogastunde die Möglichkeit hat, sich und seinen Gleichgewichtssinn abwechselnd in Ruhe und in Bewegung, eventuell sogar noch einmal in einer Partnerhaltung zu erfahren, so kann es ganz für sich selbst Erfahrungen und Aufschlüsse über seine Person erhalten. So wird es vielleicht am Anfang merken, daß es ihm als dynamische Übung leicht fällt, das Gleichgewicht zu halten; oder es merkt, daß es besser geht, wenn es jemanden hält bzw. von jemanden gehalten wird. Später, wenn es schon eine gewisse Yogaübung hat, wird es feststellen, daß ihm die ruhigen Gleichgewichtshaltungen nun nicht nur leichter fallen, sondern sogar lieber sind. Jetzt möchte es vielleicht auch gar nicht mehr gehalten werden, da sein Selbstvertrauen gewachsen ist. Gerade die Gleichgewichtsübungen ermöglichen es dem Kind, ganz unmittelbare Selbsterfahrung zu erleben, und sie fördern die Fähigkeit, sich selbst real einschätzen zu können.

Die Yogaatemübungen (pranayama)

Was bedeutet das Wort prana oder pranayama? Übersetzt heißt „prana" „die kosmische Lebensenergie", und „ayama" bedeutet „Beherrschung". So könnte man pranayama mit „Beherrschung der Lebensenergie" umschreiben. Das ist gar nicht so übertrieben und anmaßend, wie es eventuell dem einen oder anderen Leser erscheint. Der Mensch beginnt sein eigenständiges Leben außerhalb des Mutterleibes mit dem ersten Atemzug (Einatem) und haucht es am Lebensende wieder aus (Ausatem). So verbindet uns der Atem mit allem Lebendigen, allen Wesen und Dingen außerhalb von uns selbst. Er ist auch das Tor, das wir zum Zeitpunkt des Todes durchschreiten.

Die Bedeutung des Atemvorganges hat eine sehr hohe Wertigkeit, sowohl in den alten indischen Mythen als auch in der westlichen christlichen Religionsauffassung.

So wird der Begriff der „Seele" im Sanskrit mit „atman" übersetzt, und ihr werden die Eigenschaften des Gottes der Schöpfung zugeschrieben, nämlich: „sat-chit-ananda" – „ewig-glückselig-voller Wissen". In diesem indischen Wort „atman" können wir unser Wort „atmen" unschwer wiedererkennen. Auch im Alten Testament wird beschrieben, welche Bedeutung der Atem als Bindeglied zwischen dem lebendigen Gott und der lebendigen Seele hat: „Gott blies dem Menschen seinen Odem ein und so ward er eine lebendige Seele". Das Wort „Odem", das wir heute in „Atem" abgewandelt benutzen, stammt von den Sagen der alten Germanen ab. Diese verehrten unter anderem einen Windgott, der Wodan oder Odin hieß. Der Wind wiederum ist das Symbol für Geist und Denken.

In diesem Sinne versteht man im Yoga unter „prana" nicht einfach nur den Sauerstoff, den wir einatmen und der die Zellen versorgt, sondern „prana" ist eine Bezeichnung für die kosmische Lebensenergie überhaupt. Diese drückt sich am wesentlichsten in der Atmung aus, ist aber auch zum Beispiel in der Sonnenenergie und in Nahrungsmitteln vorhanden, überhaupt überall da, wo sich im großen Kosmos Kräfte offenbaren. So ist zum Beispiel auch Liebe eine große, wichtige pranische Energie. Es gab und gibt noch heute Beispiele dafür, daß Kinder und Erwachsene, die in einer lieblosen Umwelt leben müssen, sehr viel anfälliger für Krankheiten sind, ja sogar eher sterben als Menschen, die sich geliebt und angenommen fühlen.

Der Grund, weswegen pranayama so häufig speziell mit der Atmung in Verbindung gebracht wird, ist folgender:

Eine gesunde, natürliche Atmung ist wesentlich zur Erhaltung aller Lebensformen. Der Mensch kann ohne feste Nahrung einige Wochen, ohne Wasser ein paar Tage, ohne zu atmen jedoch nur wenige Minuten überleben. So ist offenbar die Atmung der Vorgang im menschlichen Körper, der ihn am meisten mit den so dringend nötigen Vitalstoffen versorgt. Was dies für den menschlichen Organismus bedeutet, läßt sich am besten mit der Funktion eines Ofens erklären. Der Mensch verbrennt in seinem Körper alle Nahrung, die er zu sich genommen hat. Wichtig für jeden Verbrennungsvorgang, auch für den im menschlichn Körper, ist der Sauerstoff. Wir können sowohl einen Ofen mit den wertvollsten Hölzern als auch unseren Magen mit den besten, gesündesten und aus-

erlesensten Speisen füllen – maßgebend dafür, ob der Körper auch wirklich etwas davon hat, ist die Verbrennung, und diese hängt nun mal mit der Sauerstoffzufuhr eng zusammen. Mit zu wenig Sauerstoff brennt der Ofen (Körper) nur auf Sparflamme, oder er geht sogar aus. Menschen, die nicht mehr richtig durchatmen, bewirken in ihrem Organismus dasselbe. Die richtige Belüftung ist gestört, und dadurch werden zum einen im Einatem der Körper und die Zellen nicht mehr richtig mit Sauerstoff versorgt, was auch eine unzureichende Verwertung der Nahrung zur Folge hat, und zum anderen werden im Ausatem die Stoffwechselschlacken nicht mehr richtig ausgeschieden. Diese lagern sich nun irgendwo im Organismus ab, und verschiedene Krankheiten wie Rheuma, Gicht und Arthritis können die direkte Folge davon sein. Die indirekte Folge besteht darin, daß diese Gifte den Organismus permanent schädigen und belasten, und somit für weitere Krankheiten anfällig machen. [3]
Wir atmen pausenlos, im Wachen und während des Schlafes, und so können wir uns bei vertiefter natürlicher Atmung sehr effektiv von Schlacken befreien, indem wir uns diesem Vorgang bewußt widmen. Die weiteren Ausscheidungsorgane (Nieren, Haut, Verdauungssystem) sind unserem Bewußtsein nicht so ohne weiteres zugänglich. So ist eine gesunde, natürliche Atmung die erste Voraussetzung für ein gesundes, natürliches und langes Leben. [4]

Was heißt „natürlich atmen“?

Die erste Voraussetzung für den natürlichen Atem ist ein freier, ungehinderter Fluß. Es liegt auf der Hand, daß eine gerade, aufrechte Haltung diese Atemform begünstigt, wohingegen ein gekrümmter Rücken mit dadurch beengtem Brustraum eine ausreichende Belüftung der Lungen behindert. So bewirkt eine Verbesserung der Haltung auch, sozusagen automatisch, eine Verbesserung der Voraussetzungen für einen natürlichen, frei fließenden Atem.
Aber dies alleine ist nicht ausreichend. Ein frei fließender Atem, der bis in die entspannte Bauchregion strömt, bewirkt, daß sich einatmend die Bauchdecke hebt und ausatmend senkt: der sogenannte „Bauchatem“. Diese Bezeichnung ist etwas irreführend, da wir natürlich nicht mit dem Bauch atmen können und der Atem auch nicht über die Lungen hinaus in den Bauch fließen kann. Gemeint ist hiermit vielmehr folgendes: In der Mitte unseres Oberkörpers befindet sich der Zwerchfellmuskel, der diesen praktisch in zwei Teile trennt. Im oberen Bereich befinden sich Lunge und Herz, im unteren die gesamten Drüsen und Verdauungsorgane. Dieser Zwerchfellmuskel ist der wichtigste Atemmuskel, seine Form ist die einer nach oben gewölbten Kuppel. Atmen wir nun ein, dann zieht sich dieser Muskel (wie alle anderen in unserem Körper) zusammen,

---

3) Vgl. Annamaria Wadulla, „Bewußt atmen – Besser leben“, S. 30 ff.

4) Vgl. ebd., S. 33

d. h. seine Kuppelform sinkt etwas nach unten. Dadurch entsteht erstens ein Unterdruck im oberen Rumpfbereich, wodurch die Luft angesaugt wird, und zweitens werden die darunterliegenden Bauchinnenorgane etwas nach unten gedrückt. Da diese nun aber ihren Platz brauchen, gibt die entspannte Bauchdecke nach, sie wölbt sich sichtbar nach außen, nach vorn. Ausatmend entspannt sich der Zwerchfellmuskel (und alle anderen Muskeln ebenfalls), er nimmt wieder seine nach oben gewölbte Kuppelform an, es entsteht nun ein Unterdruck im Unterleib, die Bauchinnenorgane treten an ihren alten Platz zurück, die Bauchdecke senkt sich, und die Luft strömt oben wieder aus. Darüberhinaus bewirkt die volle „Bauchatmung" noch ein weiteres: Durch die Zwerchfelltätigkeit wird im Einatem die Herzspitze ein wenig nach unten gezogen, ausatmend tritt das Herz wieder an seine ursprüngliche Stelle zurück, und die Sogwirkung nach oben, also auch zum Herzen hin, bewirkt eine Aktivierung des venösen Rückflusses, ja kann als aktive Aortengymnastik bezeichnet werden. Somit werden durch die natürliche Bauchatmung eine Anregung des Herz-Kreislaufsystems, eine Kräftigung der Drüsen und Verdauungsorgane sowie eine Stärkung des Nervensystems erzielt. Der gesamte Organismus wird harmonisiert.

Zu den Faktoren, die eine richtige, tiefe Atmung ermöglichen, gehören ein optimales Atemvolumen, was durch eine gerade Körperhaltung, die Funktion des Zwerchfells und die Beweglichkeit der Rippenbögen, die sich im Einatem anheben, geleistet wird. Ein weiterer Faktor ist die Qualität des Blutes, insbesondere der roten Blutkörperchen, die den Transport des Sauerstoffs übernehmen, und dazugehörig der Blutkreislauf, der sämtliche Gewebe, auch das der Lungen, mit den notwendigen Vitalstoffen versorgt und die Qualität der Zellen bedingt. Ein weiteres wichtiges Glied in dieser Kette gegenseitiger Abhängigkeit bildet die Muskulatur, die zum einen durch den Bewegungsanreiz eine verstärkte Herz-Lungentätigkeit bewirkt, zum anderen aber auch einen elastischen Brustkorb mit elastischen Atemmuskeln zur Verfügung stellt.

Diese Elastizität kann durch emotionale Anspannungen und Streß beeinträchtigt werden. Insbesondere der Zwerchfellmuskel ist sehr anfällig für Verkrampfungen. Dies zeigt sich beispielsweise dann, wenn wir bei unangenehmen Situationen, egal ob wir sie uns nur vorstellen oder real erleben, ein Druckgefühl in der Magengegend haben. Oder der Atemrhythmus verändert sich, er wird bei Ärger schneller, bei Aufregung, Schreck und Schmerz bleibt uns die Luft weg, usw. Dies geschieht oftmals unbemerkt, bewirkt aber bei beständiger Wiederholung ein letztlich krankes und krankmachendes Atemmuster.

Die augenscheinlichste Krankheit dieser Art ist das Asthma. Jeder, der schon einmal einen Asthmaanfall beobachten konnte oder gar selbst darunter leidet, weiß, daß der Kranke krampfhaft nach Luft ringt. Er versucht mit Gewalt einzuatmen, mehr und immer mehr. Bei all dem ist er nicht mehr fähig auszuatmen, die Luft, die noch in der Lunge ist, wieder loszulassen. Aber ebensowenig, wie wir in einen schon vollen Korb etwas füllen können, können wir in eine gefüllte Lunge noch mehr hineinatmen, ohne sie auf Dauer durch diese permanente Gewaltanwendung zu schädigen. Asthma steht schon lange in Verdacht, psychosomatischen Ursprungs zu sein. Das heißt, nicht die Lungen, die Atemmuskulatur oder die Funktion der Lungenbläschen sind die Ursache dieser Krankheit, sondern tiefliegende seelische Probleme. Einatmen hat immer etwas mit Nehmen und Festhalten zu tun, Ausatmen steht in engem Zusammenhang mit Loslassen und Geben. Ich erwähne gerade diese Krankheit so nachdrücklich, weil Asthma leider auch ein Problem kleiner Kinder ist. Natürlich spielen auch die Umweltfaktoren hier eine schlimme Rolle, aber es ist doch offensichtlich, daß viele Kinder immer dann diese Krankheit entwickeln, wenn sie sich von den Eltern öfter oder länger trennen müssen, als sie eigentlich aufgrund ihrer Entwicklung momentan verkraften können. Oft tritt Asthma auch dann auf, wenn die Eltern sich scheiden lassen, beide wieder berufstätig werden oder ein weiteres Geschwisterkind die Eltern, meist die Mutter, sehr in Beschlag nimmt (Baby, Krankheit) usw.

Der sinnvollste Eingriff bei dieser Atemfunktionsstörung ist das Erlernen des langen, bewußten Ausatmens. Zum einen einfach deshalb, um überhaupt Platz zu schaffen, für neue mit Sauerstoff angereicherte Luft. Der andere Aspekt ist vielleicht noch wichtiger: nicht nur der Zwerchfellmuskel entspannt sich im Ausatem, sondern die gesamte Muskulatur, bis in die allerkleinste Zelle hinein. Alles entspannt, läßt los. Somit läßt der ganze Mensch in diesem Moment los, stellt sich anheim. Tatsächlich hat die Art zu atmen, der Atemrhythmus, sehr viel mit sozialem Verhalten zu tun. Das Kind kann über die bewußtgemachte Atemtätigkeit spielerisch lernen, daß man erst gibt (Ausatem) und dann das Erwünschte als Geschenk des Lebens erhält (Einatem).

Im Yoga wird aus diesem Grund sehr viel Wert auf die Ausatmung gelegt. Immer dann, wenn wir uns verteidigen müssen, uns bedroht fühlen, irgendwie meinen, uns mehr Geltung verschaffen zu müssen, neigen wir zu einem verstärkten Einatmen mit Hochziehen der Schultern. Dieses Sich-verteidigen-Müssen, Sich-Geltung-verschaffen-Wollen, hat aber sehr viel mit Mißtrauen, mit Abgrenzung des eigenen Egos vor Eingriffen der anderen Menschen zu tun. Umgekehrt ist die Wirkung des Ausatmens. Ein Mensch, der sich selbst vertrauen kann, der eine liebevolle Beziehung zu seiner Umwelt ausdrücken darf, kann Anspannungen einfach loslassen, steht den täglichen Anforderungen des Lebens entsprechend entspannt und gelöst gegenüber.

Dieser Zustand stellt sich während des Schlafs ganz von selbst ein und bewirkt ruhigen, festen, langen Ausatem, bei Erwachsenen ebenso wie bei Kindern. So wie unser emotionaler Zustand und die Haltung, die wir gegenüber uns selbst und der Welt haben, sich im Atem ausdrückt, so können wir diese Beziehung auch nutzen und über das Erlernen eines ruhigen, tiefen Atems, insbesondere des Ausatems, und des „Frei-kommen-Lassens“, nicht „Machen-Wollens“ des Einatems, unsere Beziehung zu uns und der Umwelt kreativ beeinflussen. Diese Erziehung zum bewußten, natürlichen Atem ist immer auch ein Stück Selbsterziehung, schöpferische Arbeit an sich selbst. Es geht beim Kinderyoga sicherlich nicht darum, die komplizierten Atemtechniken zu vermitteln, wie diese gelegentlich in Erwachsenengruppen gelehrt werden. Diese Übungen, in denen sehr häufig auch der Atem angehalten wird, sind hier nicht nur überflüssig, sondern sogar gefährlich. Der Schwerpunkt hier ist die Unterstützung der natürlichen Atmung, des ruhigen, entspannten Atems, der nach der Yogalehre immer durch die Nase erfolgen sollte. Die wenigen Ausnahmen werden entsprechend angegeben.

Ich werde im folgenden einige sehr einfache, aber wirkungsvolle Atemübungen für Kinder beschreiben.

1. Die Bauchatmung – „Kuscheltieratmung“

Diese Atemübung ist vielfältig in ihrer positiven Wirkung, sehr einfach und bei Kindern im Kindergartenalter die beliebteste. Das Kind liegt auf dem Rücken und setzt sich sein (eigenes) Kuscheltier in Nabelhöhe auf den Bauch. Es bekommt die Anweisung, tief in den Bauch zu atmen. Was passiert? Durch die Einatmung hebt sich die Bauchdecke, ausatmend senkt sie sich wieder: das Kuscheltier wird also sanft geschaukelt. Das Kind schaut sein Kuscheltier bei dieser Übung sehr genau an, stellt es sich so auf den Bauch, daß es ihm zugewandt ist. Bei dieser Atemübung ist das Kind sehr konzentriert bei der Sache.

Durch diesen ruhigen, konstanten Atemrhythmus wird das Kind selbst ruhig und entspannt und überträgt nun in seiner Vorstellung diesen Ruhezustand auf sein Kuscheltier. Dies ist logisch, da das Kuscheltier ja schließlich geschaukelt wird und das Kind Schaukelbewegungen mit Geborgenheit und Sicherheit assoziiert. Wenn das Kind das Gesicht seines Kuscheltieres während der Atmung anschaut, dann ergeht es ihm ebenso wie einem Erwachsenen, der ein Portrait lange und intensiv betrachtet und plötzlich meint, dieses Gesicht würde ihm auf einmal zulächeln oder ihn böse ansehen. Das Kind drückt diese Empfindung häufig verbal aus und erklärt: „mein Kuscheltier lacht“ oder „mein Kuscheltier guckt schon viel freundlicher“. Dieser Eindruck wiederum verstärkt das Entspannungs- und Ruhegefühl noch mehr. Welch nachhaltige Auswirkung diese entspannende Atemübung hat, zeigt sich daran, daß die Kinder diese auch zu Hause selbständig und ohne dazu angehalten oder aufgefordert zu sein praktizieren. Ich habe schon des öfteren erlebt, daß Kinder, wenn sie nachts aufwachten oder im Krankenhaus lagen und Angst hatten, mittels dieser Atmung das offenbar so dringend notwendige Gefühl der Ruhe und Geborgenheit in sich schafften.

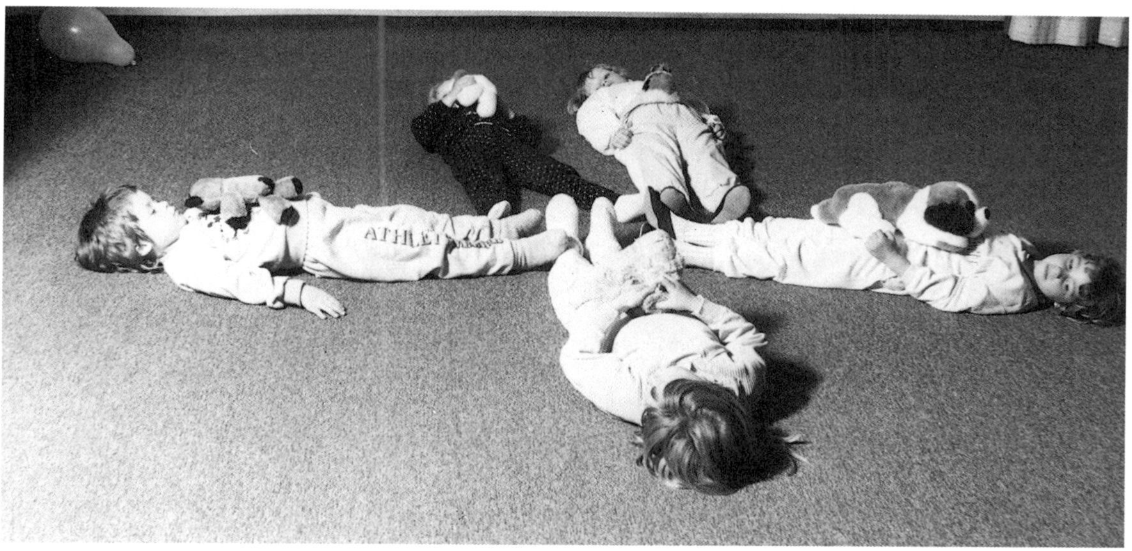

Eine weitere Heilwirkung dieser Bauchatmung ergibt sich aus der Tätigkeit des Zwerchfells, das durch seine Bewegungen die Herz-Kreislauf-Stoffwechsel- und Nervensysteme stärkt und harmonisiert. Somit ist diese Atmung auch bei nervösen Verdauungsbeschwerden hilfreich.

2. Die „Seemuschel“

Das Kind liegt mit angewinkelten Beinen auf dem Rücken, die Füße stehen vor dem Gesäß am Boden. Einatmend öffnet sich das Kind, indem es die Knie auseinanderfallen läßt und die Hände/Arme öffnet, also den Brust- und Atemraum weitet, ausatmend werden Knie und Hände vor dem Körper wieder geschlossen.
Das Kind lernt mit dieser Übung, wichtige Voraussetzungen für eine gesunde, frei fließende Atmung bewußt zu schaffen. Vorgänge, die bei ihm zwar noch durchaus natürlich und unbewußt „von alleine richtig“ funktionieren, werden ins Bewußtsein gehoben. Hierin liegt auch der therapeutische Wert dieser Übung. Ich habe in meiner Praxis schon oft Erwachsene gesehen, die sich vorbeugen oder sonstwie den Atemraum verengen und gleichzeitig meinen, einatmen zu müssen-können-wollen. Kinder, die diese Zusammenhänge bewußt wahrnehmen, neigen auch später nicht zu diesen fehlerhaften Atemmustern.

3. Atemübung im Stand – „Blume“

Bei dieser Übung stellen die Kinder sich im Kreis auf und fassen sich an den Händen; einatmend

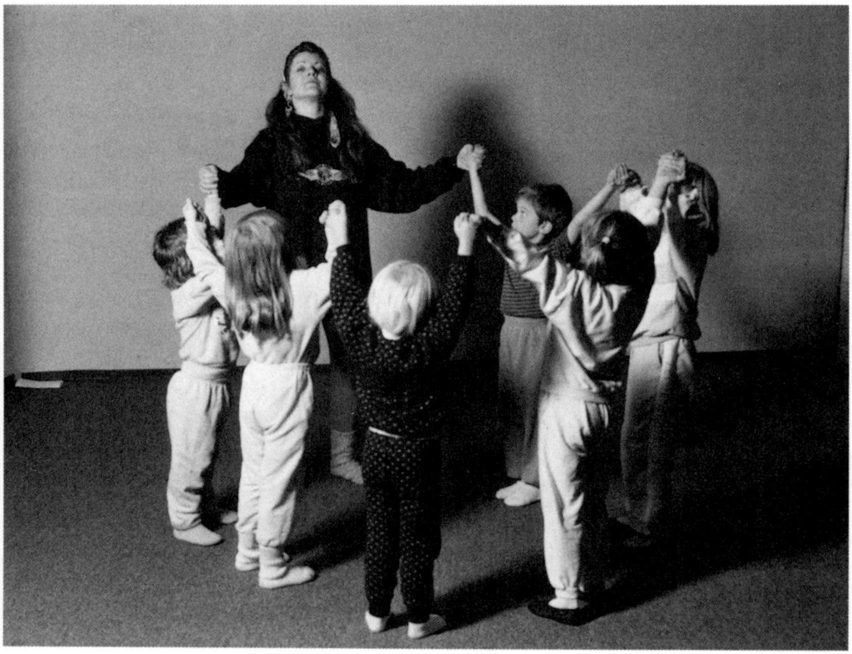

Atemübung im Stand „Blume“: tief einatmen, Brust weit machen

werden diese hoch über den Kopf gehoben, ausatmend gesenkt; der Oberkörper neigt sich ebensfalls leicht nach vorne.
Die Wirkung entspricht der der Seemuschel (Übung 2).

4. Die Ha-Atmung – „Holzhacker"

Das Kind steht aufrecht und leicht in der Grätsche. Die Hände werden vor dem Bauch verschränkt. Durch die Nase einatmend reckt es die verschränkten Hände/Arme über den Kopf und beugt sich dabei leicht zurück; ausatmend schwingt es den Oberkörper mit den Armen nach vorn, als wolle es Holz hacken, und tönt sehr laut „ha".
Diese Übung bewirkt im wesentlichen Spannungsabbau; Aggressionen, Ärger, Wut, aber

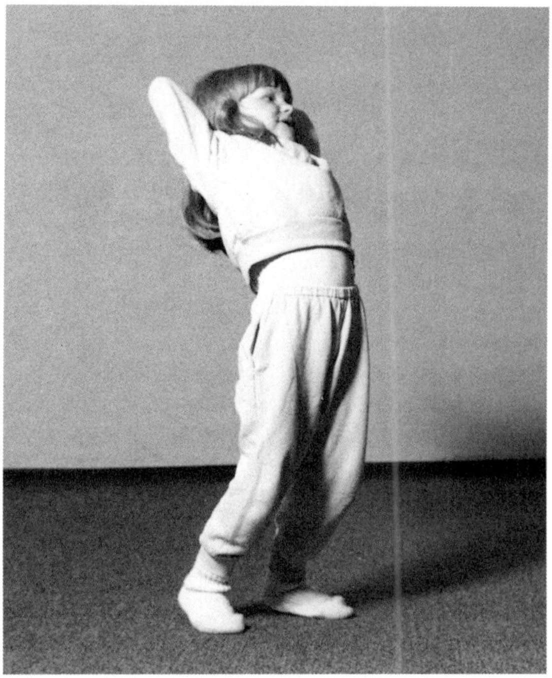

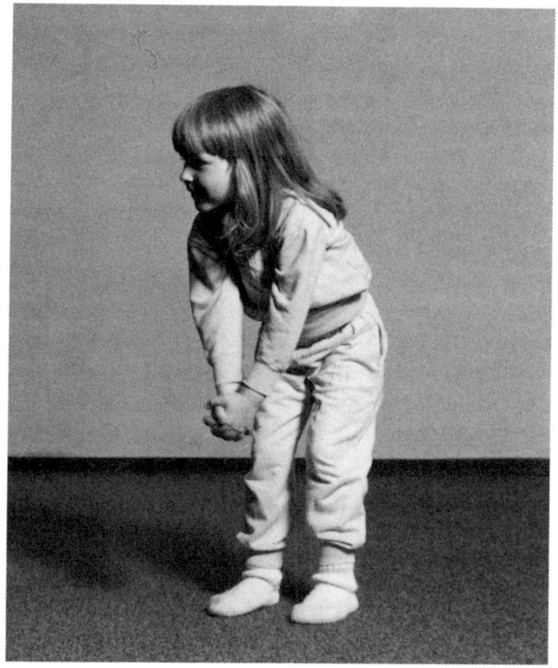

auch Ängste und Krankheiten werden losgelassen. Somit hat sie eine erleichternde Wirkung und eignet sich für Kinder, die aus irgendeinem Grund nicht loslassen können und klammern, also entweder unter einem besonders verspannten Muskeltonus leiden, unter Asthma, oder unter starkem Leistungsdruck und geistiger Überforderung stehen, was sich manchmal durch Stottern äußern kann. Diese Übung wird sinnvollerweise ca. drei- bis fünfmal wiederholt.

5. Die „Gorillaatmung"

Bei dieser Übung, die am sinnvollsten im Stand ausgeführt wird, atmet das Kind zunächst durch die Nase tief ein, und ausatmend hämmert es sich auf die Brust und brüllt „uaaah".

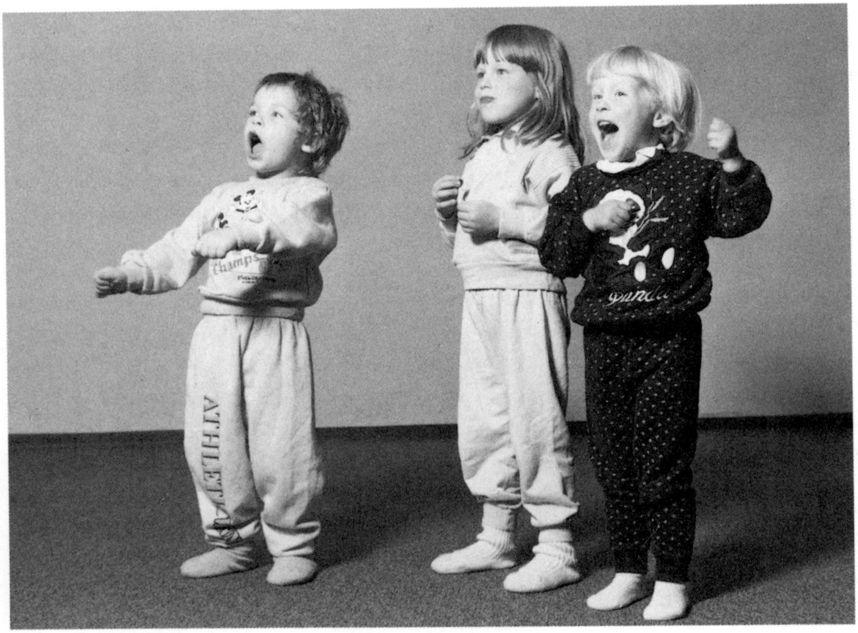

Die „Gorilla-atmung“

Diese Übung ist sehr anregend, gut gegen Müdigkeit, Antriebsschwäche und zu niedrigen Blutdruck. Kinder, die einen sehr hohen Blutdruck haben oder unter einer Schilddrüsenüberfunktion leiden, dürfen diese Übung nicht ausführen. Um die Wirkung auf die Psyche verstehen zu können, sollte man sich einen Gorilla vorstellen, der dies macht, und sich überlegen, was er alles damit ausdrücken will. So bewirkt diese Imponiergebärde eine Stärkung des Selbstbewußtseins und ist sehr gut gegen Weinerlichkeit.
Kinder mit Asthma sollten diese Übung nur leicht klopfend ausführen!

6. Der „tonhafte, hörbare Ausatem“

„a“, „ja“
Wird beim Ausatmen mit einem Ton gearbeitet, so wird dieser entweder verstärkt („Ha-Atmung“) oder verlängert („Gorilla-Atmung“). Er wird jedoch immer besonders ins Bewußtsein gerückt. Diese therapeutische Wirkung kann man sich bei Kindern, deren Ausatmung gestört ist, die also z. B. Asthma haben oder stottern, zunutze machen. Da dies Kinder häufig unter einer sogenannten „Ich-Schwäche“ leiden und ihre Beziehung zur Umwelt dadurch gestört ist, kann der Vokal „a“ in Verbindung mit dem Wort „ja“ einen großen Effekt haben. Dieser Vokal wird in der alten yogischen Lehre mit dem Brustraum und dem Herzen in Zusammenhang gebracht und bewirkt eine Stärkung und Kräftigung derselben.
So können sich die Kinder im Stand oder im aufrechten Sitz zunächst einatmend nach oben dehnen, um sich dann ausatmend – „jaaaaa“-tönend – wieder fest auf ihre Füße, ihr Gesäß niederzulassen, ihr Gewicht dem Boden anzuvertrauen.

Oder: Das Kind wird in der Rückenlage aufgefordert, zunächst einatmend das Becken anzuheben – die Knie sind angewinkelt – um dann ausatmend – „jaaaaa“-tönend – sein Becken, seinen ganzen, nun lang ausgestreckten Körper dem Boden anzuvertrauen. Mit welchen Übungen der Übungsleiter diesen Ausatem verknüpfen möchte, das bleibt seinem Konzept und seiner Fantasie überlassen. Wichtig ist, daß dieses „Ja“ immer mit Vertrauen, Sich-Anvertrauen usw. in Beziehung gesetzt wird.

„sch“, „f“

Das weiche, langgedehnte „schschschsch“ verlängert den Ausatem und verstärkt seine beruhigende Wirkung. Deshalb ist dieser Ton gut für Kinder mit einem besonders verspannten Muskeltonus geeignet oder für Kinder, die unter Leistungsdruck stehen.

Dabei kann mit der Vorstellung eines Luftballons gearbeitet werden, aus dem langsam die Luft entweicht, oder mit der einer Lokomotive, die langsam anfährt.

Das lange „ffffff“ hat eine eher anregende, auch kräftigende Wirkung, ist also gut für Kinder mit einem etwas zu schwachen, laschen Muskeltonus geeignet.

Hier kann mit der Vorstellung gearbeitet werden: „wir blasen einen Luftballon auf“. Andere Möglichkeiten: die Kinder pusten in ein Windrädchen oder machen Seifenblasen.

7. Meditative Atmung im Sitz – „Blume“

Hier nehmen die Kinder die Hände in Gebetshaltung vor die Brust. Einatmend öffnen sich die Hände, ausatmend schließen sie sich wieder –

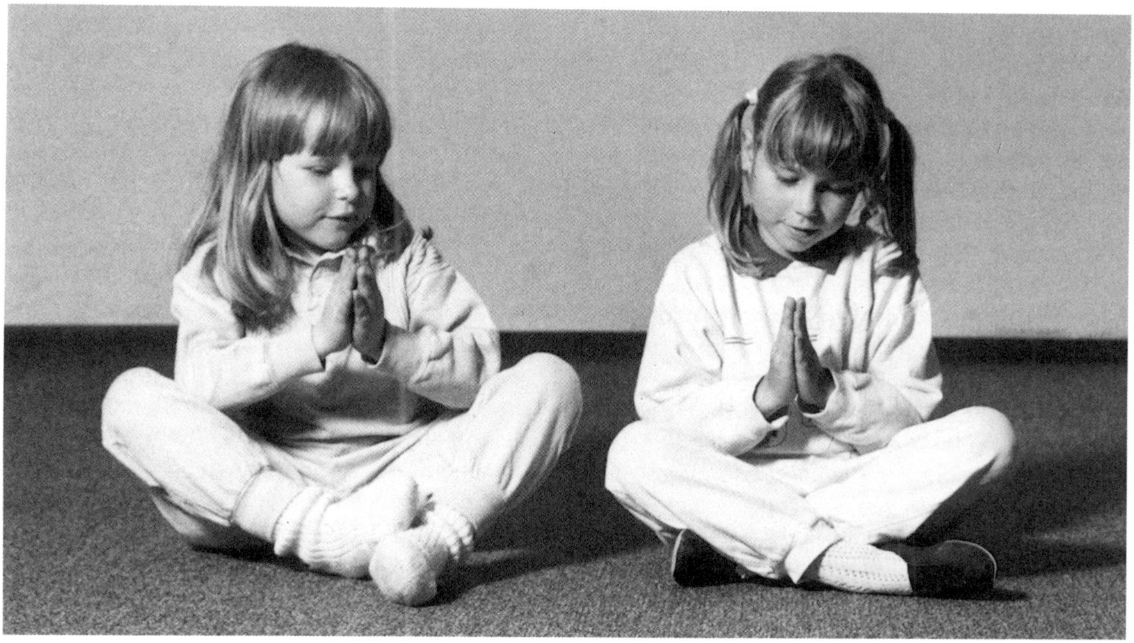

wie eine Blume, deren Blüte sich rhythmisch öffnet und schließt.
Diese Übung schafft zum einen das Bewußtsein dafür, daß es nötig ist, sich einatmend zu öffnen und ausatmend zu schließen, und nicht umgekehrt; außerdem wird die Konzentrationsfähigkeit gefördert.

8. „Maikäfer von der Nase schnaufen" – Kapalabhati

Die Kinder stellen sich vor, auf ihrer Nase säße ein Maikäfer oder Marienkäfer, und versuchen, diesen durch ein forciertes, sehr kräftiges, stoßartiges Ausatmen durch die Nase „wegzuschnaufen". Dabei legen sie sich die Hände auf den Bauch und beobachten, wie die Bauchdecke sich dabei anspannt.
Diese Übung kräftigt die Lungen, verstärkt die Fähigkeit des Ausatmens und bewirkt eine stärkere Durchblutung der Nasenschleimhäute und der Nebenhöhlen. Diese Atemübung wird nur einige Male (fünf- bis sechsmal) durchgeführt. Es gilt der Grundsatz: „genug ist ausreichend." Kinder mit einem schwachen Herzen oder Herzfehler dürfen diese Übung nicht ausführen!

9. Brustexpander mit gelenkter Atmung

Diese Übung wird vorwiegend im Stand geübt, kann aber auch im Sitzen praktiziert werden. Einatmend nehmen die Kinder die Hände so vor die Brust, daß die Handflächen nach vorne zeigen, die Handrücken die Brust und die Fingerspitzen sich berühren. Ausatmend werden die Arme ausgestreckt, die Fingerspitzen berühren sich dabei noch immer; einatmend wird der Brustkorb geweitet und die Hände über die Seiten nach hinten geführt; ausatmend werden die Hände dann hinter dem Rücken verschränkt. Mit jedem Einatmen wird die Expanderhaltung verstärkt, indem die verschränkten Hände ausgestreckt nach oben gedehnt werden. Ausatmend Hände wieder sinken lassen und voneinander lösen.

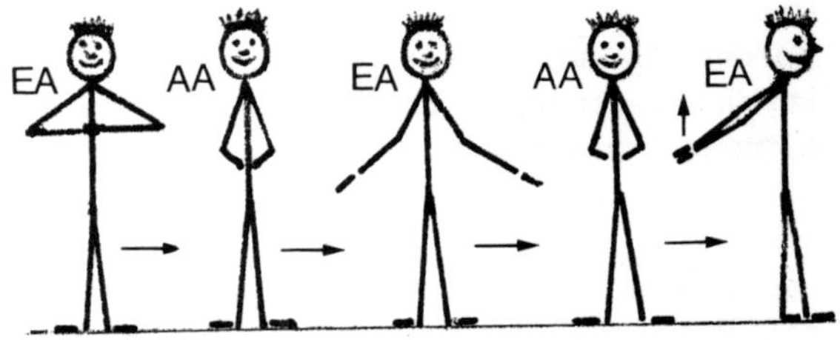

Diese Übung ist nicht ganz einfach. Als Hinführung können einfache Schwimmbewegungen mit gelenkter Atmung geübt werden. Die Körperhaltung wird verbessert, insbesondere dann, wenn das Kind eine Tendenz zu einem Rundrücken und nach vorne gezogenen Schultern hat. Der Atem-/Brustraum wird gedehnt und durchblutet, die Herz-Lungentätigkeit angeregt.

Konzentrations- und Meditations-Übungen im Kinderyoga

Die Art, wie Kinder mit sich und der Umwelt umgehen, wie sie Eindrücke und Erlebnisse aufnehmen, zeigt eine stark meditative Grundhaltung. So sind sie beispielsweise fähig, sich so sehr in ein Spiel oder in ein Buch zu vertiefen, daß sie die Umwelt darüber völlig vergessen und sämtliche anderen Geräusche und Störungen vorübergehend gar nicht mehr wahrnehmen. Erzählt man ihnen ein Märchen, so sind sie „ganz Ohr“, sehen sie einen spannenden Film, so sind sie „ganz Auge“, usw. Dieses „Ganz-da-Sein“, ist eine Fähigkeit, die Erwachsene oft völlig verlernt haben und sich erst mühsam wieder neu erarbeiten müssen. Sie „müssen“, weil diese Fähigkeit im Grunde lebenswichtig ist. Sie verhilft uns zum einen dazu, daß wir in der Lage sind, uns bestimmten Eindrücken zu entziehen, also ganz bewußt abzuschalten, sich nach innen zurückzuziehen, um wieder neue Kraft zu schöpfen. Zum anderen verhilft diese Fähigkeit zu ganzheitlichen Erfahrungen; sie ermöglicht es, sich und andere im Spiel unmittelbar zu erleben und somit einer tieferen Wirklichkeit auf die Spur zu kommen.

Die Aufgabe des Übungsleiters ist es, dem Kind Raum und Möglichkeiten zu geben, diese meditativen Fähigkeiten und Kräfte zu stabilisieren und zu entfalten. Dies ist gerade in der heutigen Zeit, in der auch schon das kleine Kind einer ungeheuren Reizüberflutung ausgesetzt ist, sehr wichtig. Das Kind kann hier lernen, daß seine eigenen inneren Bilder und Gedanken, kurz „seine Welt“, wichtig und von Interesse sind. In dem Maße, wie diese vom erwachsenen Vorbild bewertet wird, wird es sie auch selbst zu schätzen lernen.

Voraussetzung hierfür ist, daß der Übungsleiter selbst meditiert und Spaß an seinen eigenen, durchaus merkwürdigen und irrationalen Erfahrungen hat, die Meditation gerade bei Anfängern bringen kann.

1. Stille-Übung [5]

Jede bewußt eingesetzte meditative Übung sollte mit einer kurzen Stille-Übung beginnen. Das Kind sammelt sich, öffnet sich für die inneren Erfahrungen durch die Meditation.

Stille entsteht nicht plötzlich, sondern sie wächst und nimmt an Intensität zu. Dies kann den Kindern in sehr einfacher Weise verdeutlicht werden:

- Die Kinder sitzen im Kreis, schließen die Augen und werden ganz still.
- Der Übungsleiter fordert die Kinder mit leiser, ruhiger Stimme auf, die Geräusche draußen zu hören (Vogelgezwitscher, Hundegebell, Menschen, Autos usw.).
- Er weist auf Geräusche im Raum hin (eine Uhr tickt, ein Stuhl knarzt, der Atem des Nachbarn...).
- Dann läßt er die Kinder ihre eigenen Geräusche hören (Herz klopft, Atmung, Magen glukkert ...).

2. Geräusche-Übung

Diese Übung wird über die Stille-Übung eingeleitet; dann werden im abgedunkelten Raum den Kindern Geräusche von der Kassette oder von mitgebrachten Gegenständen (Kamm, Wasser, Glöckchen) präsentiert. Bevor die Kinder sich

---

5) aus: E. Gottfried-Massa: „Wahrnehmungen in der Stille – med. Übungen“, in: Religion im Kindergarten. Ges. Beiträge für die Praxis, hrsg. v. H. König, Kösel-Verlag, München ^{2}1985.

zum Gehörten äußern, mit dem Raten beginnen, richten sie ihre Aufmerksamkeit nach innen auf das, was sie während des Zuhörens empfinden (Herzklopfen, verstärkter Atem). Danach haben sie ausreichend Möglichkeiten über das Erlebte zu sprechen, auch Vergleiche anzustellen, wie es ihnen mit diesen Geräuschen ergeht, wenn sie zu Hause sind, wenn sie alleine sind oder wenn der Freund, der Teddy oder die Eltern bei ihnen sind.
An dieser Stelle kann auch über Ängste gesprochen werden: wie Ängste überwunden werden können (pfeifen, singen, die Hand der Mutter, Teddybär), aber auch darüber, daß Angst haben nicht nur lästig, sondern als ein Signal auch durchaus wichtig ist.
Anschließend erzeugen die Kinder diese Geräusche selbst, indem sie z. B. ein Gewitter nachahmen:

„Es tröpfelt, es tröpfelt:
mit beiden Zeigefingern sachte klopfen.
Es regnet, es regnet:
mit allen Fingern nacheinander zart klopfen.
Es hagelt, es hagelt:
mit den Fingerknöcheln klopfen.
Es pladdert, es pladdert:
mit den Handflächen auf den Boden klatschen.
Es donnert, es donnert:
mit den geballten Fäusten trommeln.
Es blitzt, es blitzt:
beide Zeigefinger blitzartig in die Höhe strekken.

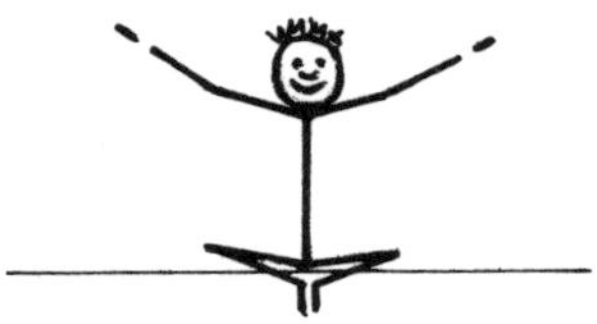

Es scheint die liebe Sonne wieder:
mit beiden Armen eine Sonne bilden.“ [6]

3. Herz-Übung

Aus der Stille-Übung läßt sich eine Herz-Übung entwickeln, in der die Kinder in sich hineinhorchen, ihrem Herzschlag lauschen, dabei auch ruhig ihre Hände auf die Brust legen, um den Herzschlag zu fühlen usw. Sie können auch den Herzschlag oder Puls des Nachbarn hören (sofern der es mag) und versuchen, in diesem Takt zu klatschen.
Hier ist es wichtig, anschließend mit den Kindern über ihre Erfahrungen zu sprechen, gemeinsam zu überlegen, bei welchen Gelegenheiten denn sonst das Herz ruhig und regelmäßig bzw. wild und hektisch klopft. Man sollte dann auch ruhig deutlich machen, wie sich Anstrengungen oder auch Gefühle wie Freude, Angst und Aufregung auf das Herz auswirken. Zum Abschluß atmen die Kinder dann noch einmal ganz bewußt tief und ruhig in den Bauch und erfahren so, daß ein ruhiger Atem ein angenehm ruhig und regelmäßig klopfendes Herz bewirken kann.

4. Kerzen-Übung

Diese Übung kann ebenfalls eine wichtige Hilfestellung sein, um zu verdeutlichen, wie Angst überwunden werden kann. Die Kinder sitzen im Kreis in einem abgedunkelten Raum und spüren zunächst einmal in sich hinein, erzählen, wie es ihnen damit ergeht, was sie alles mit dieser Dunkelheit assoziieren (Angst, kalt, allein sein, unwohl).
Dann wird eine Kerze angezündet und in die Mitte gestellt. Die Kinder erzählen nun, wie es ihnen jetzt geht, was die Kerze, ihr Schein, in ihnen

6) aus: Waldorfpädagogik: „Tanzt und singt! Rhythm. Spiele im Jahreslauf“, Heft 10, Verlag Freies Geistesleben, Stuttgart 1987

bewirkt (erhellt, wärmt, Schatten, gemütlich, Geburtstag).
Schon etwas größere Kinder können nun auch versuchen, sich diese Kerze mit geschlossenen Augen vorzustellen; sie können sogar versuchen, das Licht der Kerze und ihre Wärme in ihrer Brust zu spüren.
An besonderen Festtagen wie Weihnachten, St. Martin oder an einem Geburtstag kann der Übungsleiter herausarbeiten, daß auch ein Mensch für den anderen ein Licht sein kann. „Wenn wir gut zueinander sind, den anderen helfen, dann freuen sie sich, und es wird ihnen dann ganz warm in der Brust!"

5. Übungen mit anderen Körperteilen

Kinder im Vorschulalter haben ein großes Interesse an ihrem eigenen Körper und an dem der anderen. Sie sind sehr wißbegierig, wollen erforschen, wie dies und das funktioniert, was da drin ist usw.
So kann man z. B. die Hände und den Tastsinn meditativ in den Mittelpunkt rücken, indem die Kinder ihre Hände erst ganz ruhig in den Schoß legen und sich sammeln; anschließend werden die Hände ganz intensiv betrachtet. Sie schauen sie an, als würden sie sie zum ersten Mal sehen und als könnten die Hände mit ihrem unverwechselbaren Aussehen und ihren besonderen Merkmalen (groß, klein, weich wie Samt, abgekaute Fingernägel, Pflaster, Narbe, Warze, Leberfleck, schmutzig usw.) ihre Geschichte erzählen wie ein Bilderbuch und berichten, was sie oft tun, was sie gerne und was sie nicht gerne tun (streicheln, festhalten, wehtun usw.). Die Kinder können gegenseitig ihre Hände betrachten, eine Kette bilden („gemeinsam sind wir stark" oder „wir sind nicht mehr allein"), oder der Übungsleiter legt eine kleine Überraschung in die geöffneten Handschalen, die die Kinder zunächst mit geschlossenen Augen betasten und zu erraten versuchen.
In dieser Weise lassen sich auch die Füße in eine Meditation einbeziehen (tragen uns durchs Leben, Wurzeln, wo haben sie uns schon hingetragen?), die Augen (Farbe, Formen, hell und dunkel, Gesichter, liebe Augen, böser Blick), die Nase (jemanden nicht riechen können, riechen

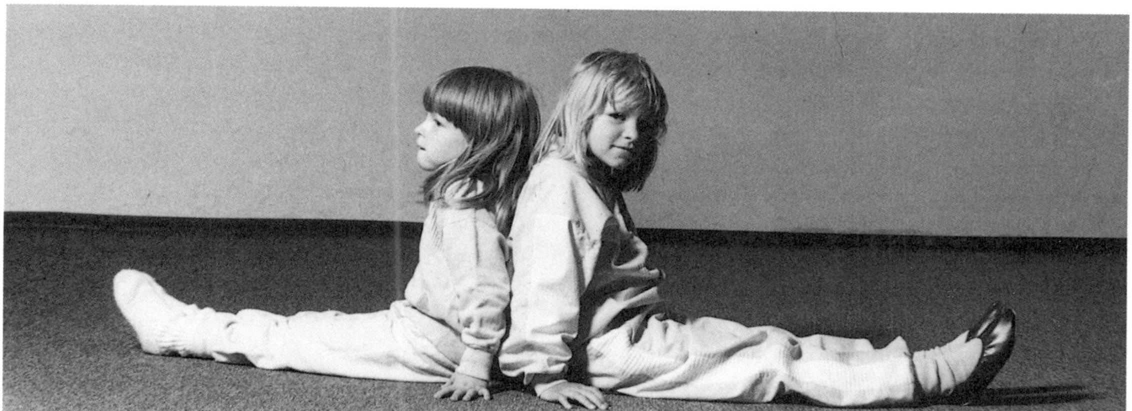

„Ich spüre deinen Atem."

wir ein- oder ausatmend?) und auch die weiteren Körperteile. Wichtig sind hier richtige Informationen für die Kinder, die Möglichkeit der Selbsterfahrung und das Weglassen eines moralisch erhobenen Zeigefingers.

6. Imaginationsübungen

Bei diesen Übungen stellen sich die Kinder ihre Lieblingsfarbe vor, eine Kerze, liebe Gesichter ihrer Familie oder Freunde, die Geburtstagstorte usw. Dies natürlich mit geschlossenen Augen und in Verbindung mit einer ruhigen, tiefen Atmung. Sie können hierbei ruhig zu einer verstärkten, tiefen Atmung aufgefordert werden, mit dem Hinweis, so werde die Geburtstagstorte immer größer, die Kerze immer heller usw.

7. Zeit-Übung

Die Kinder werden eingestimmt, einmal zu erleben, wie lang eine Minute ist. Als Hilfsmittel kann eine Eieruhr oder ein Wecker dienen. Die Kinder warten diesen Zeitraum ab und versuchen einzuschätzen, was sie alles in dieser Zeitspanne tun können; beispielsweise, wieviele verschiedene Asanas sie in dieser Zeit ausführen oder welches sie eine Minute lang halten können (das zusammengerollte Blatt, Katze, Baum). Jeweils ein Kind darf dies dann ausprobieren und vorführen.

8. Arbeit mit Tönen

In der Yogalehre wird jeder Vokal einem bestimmten Körperbereich zugeschrieben. In diesem Bereich ist der Sitz eines Energiezentrums (Chakra), das durch diesen Ton aktiviert wird.

i = Kopf (Sahasrarachakra, Aijnachakra)
e = Kehlkopf (Visuddhachakra)
a = Herz (Anahatachakra)
o = Solarplexus, Nabel, Magen (Manipurachakra)
u = Unterleib (Svadistanachakra, Muladharachakra)

Diese Körperzonen werden zuvor durch Asanas gezielt durchblutet und bewußtgemacht, dann wird der entsprechende Vokal getönt, die Hände werden in diesen Bereich gelegt, um dabei zu spüren, zu erleben, wie der menschliche Körper als Klangkörper funktionieren kann (wohin geht das „o"?).

Arbeit mit Tönen: „u"-Ton

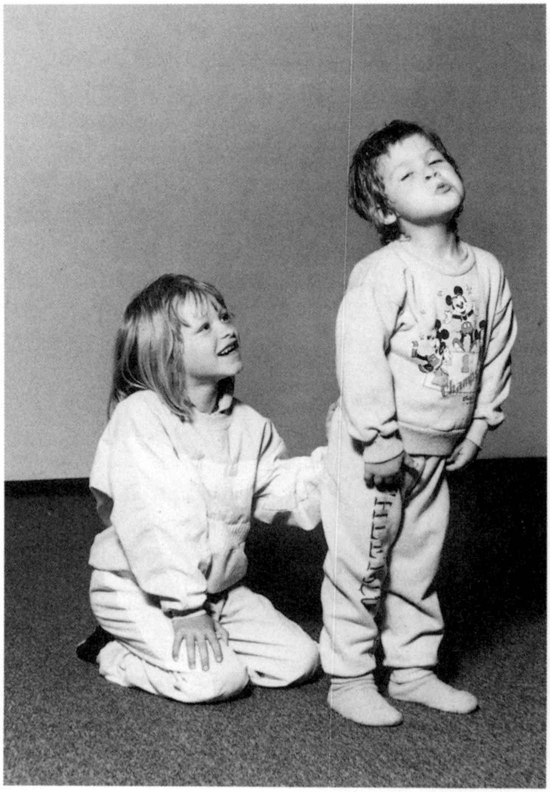

In einer weiteren Übung können sich die Kinder leicht auf die entsprechende Körperstelle klopfen und dabei den Vokal tönen. Diese Übung wird unter viel Gelächter auch sehr gerne als Partnerübung gemacht.
Darüberhinaus können sich die Kinder hier die Klangform ihres eigenen Namens bewußtmachen, ihren eigenen Namen einmal laut rufen und dabei beobachten, wie sich die Mundform verändert.
Die wohl auch im Erwachsenenyoga bekannteste Tonmeditation ist das OM (auommm). Dies machen manche Kinder ebenfalls sehr gerne als Stundenabschluß, indem sie sich in den Kreis setzen, einander umfassen und ausatmend fünfmal das OM tönen (Glockenläuten). Andere Kinder bevorzugen als Abschluß ein Lied oder ein einfaches, aber herzliches „Alles Gute, bis zum nächsten Mal“.

Je nach Jahreszeit, Stundenthema und anderen aktuellen Gegebenheiten lassen sich viele Möglichkeiten und Dinge finden, worüber die Kinder meditieren können. Ziel dieser Übungen ist es, sich mit allen Sinnen wahrzunehmen und sich die inneren Vorgänge im Körper als gefühlte Erfahrung bewußtzumachen. Deshalb sollte der Übungsleiter nicht bewerten, sondern dem Kind gestatten, seine individuellen Gedanken- und Gefühlsinhalte zuzulassen und zuzugeben. Wenn es hier die Erfahrung machen darf, daß es in seiner Einzigartigkeit so, wie es ist, angenommen und geliebt wird und keine Angst haben muß, dafür ausgelacht oder gar bestraft zu werden, dann kann und wird es diese Toleranz auch gegenüber dem Anderssein der anderen entwikkeln. Das Verhalten des Übungsleiters kann hier Vorbildfunktion im wahrsten Sinne sein. Wenn er eine liebevolle Atmosphäre des Verständnisses und des Vertrauens schafft, kann das den jungen Menschen sein Leben lang prägen. Dies ist gerade bei der Meditation, eben wegen ihrer Tiefenwirkung, so wichtig. Ein Kind, das gelernt und erfahren hat, daß es so geliebt wird, wie es ist, in aller Einfachheit, auch ohne eine bestimmte Leistung erbringen zu müssen, solch ein Mensch wird später ebenfalls in der Lage sein, sich und seine Mitmenschen zu lieben und zu achten. Für Kinder, die es gewohnt sind, ständig unterhalten zu werden, und deshalb sehr auf die Reize der Außenwelt fixiert sind, sind diese Übungen anfangs gewiß nicht einfach. Deshalb müssen sie geduldig und in einem langsamen, allmählichen Prozeß damit vertraut gemacht werden. Es ist hier sehr wichtig, den Kindern die Entscheidung darüber zu überlassen, ob sie an einer solchen meditativen Übung teilnehmen wollen oder zunächst vielleicht lieber zuschauen möchten. Kinder, die andere beim Spiel beobachten und spüren, daß es diesen offensichtlich Spaß macht, werden ganz sicher magisch davon angezogen und zum Mitmachen animiert. Der Übungsleiter sollte es lernen, darauf zu vertrauen, zu lassen und nicht immer nur zu wollen.
Die meditativen und konzentrativen Übungen beenden die Yogastunde. Zum einen deshalb, weil sie zuvor durch andere Yogaübungen körperlich und spielerisch vorbereitet werden, zum anderen aber auch deshalb, damit die Kinder noch in der Stunde die Möglichkeit haben, ganz für sich die Gedanken und Eindrücke der Stunde zu ordnen, ihnen ihre eigene Bedeutung und Wertigkeit zu geben und mit *ihren* Bildern nach Hause zu gehen.

TEIL II

Autogenes Training

Was ist Autogenes Training?

Das Autogene Training wurde vor ca. 60 Jahren von Prof. Dr. med. I.H. Schultz, einem deutschen Arzt und Hirnforscher, entwickelt. Er leitete diese Methode von den Erkenntnissen aus der Hypnoseforschung und der Freudschen Psychoanalyse ab. So wurde Autogenes Training ursprünglich nur als psychotherapeutisches Verfahren im klinischen Bereich eingesetzt, eine Verbreitung außerhalb der Klinik fand insbesondere nach dem Zweiten Weltkrieg statt.
Ähnlich wie bei der Hypnose wird ein Zustand der Ruhe und der Entspannung erzeugt, der es dem Übenden ermöglicht, auch tiefe Schichten seines Bewußtseins zu erreichen und zu beeinflussen. Das Bemerkenswerte daran ist, daß der Übende dies selbst tut, sich selbst beeinflußt und hier nicht wie bei der Hypnose eine Suggestion von außen stattfindet.
Dies drückt auch schon der Name „Autogenes Training" aus:
Das Wort „autos" kommt aus dem Griechischen und heißt „selbst", die Stammsilbe „gen" bedeutet soviel wie „entstehen", „erzeugen". Das Wort Training ist sicherlich jedem geläufig.
Durch regelmäßiges Üben lernt der Schüler sich konzentrativ selbst zu entspannen und darüberhinaus über das vegetative Nervensystem Körperfunktionen zu beeinflussen, die sonst dem bewußten Willen nicht so ohne weiteres zugänglich sind. Diese Veränderung erfolgt nach einer längeren Übungszeit (ca. sechs Wochen – individuell verschieden) und stellt sich als psychophysische Umschaltung mit zunehmender Übung immer schneller reflexartig ein. Tatsächlich spielt hier das beständige, systematische und regelmäßige Üben (zwei- bis dreimal täglich ca. fünf bis zehn Minuten) eine entscheidende Rolle, denn nur so können das Gehirn und das Nervensystem derartig konditioniert werden, daß sie auf die Anweisungen des Übenden reagieren.
Natürlich kann man von einem Kind im Kindergartenalter nicht erwarten, daß es sich dreimal täglich hinsetzt oder hinlegt und übt. Diese Form des Übens ist für diese Alterstufe noch nicht geeignet.
Um verdeutlichen zu können, wo die Unterschiede in der praktischen Anwendung des Autogenen Trainings bei Kindern dieser Alters- und Entwicklungsstufe im Vergleich zu älteren Kindern und Erwachsenen liegen, möchte ich zunächst die Vorgehensweise bei Erwachsenen in groben Zügen beschreiben.
Da für das Gelingen der Übung Ruhe und Entspannung maßgebend sind, versetzt sich der Übende in seiner Vorstellung an einen Ort, der

ruhig ist und an dem er schon einmal Ruhe empfunden hat. Dieser Ort wird nicht vorgeschrieben, sondern es kann ein Urlaubsort, ein ruhiges Plätzchen zu Hause oder wo auch immer sein. Wichtig ist die Erinnerung an diesen ruhigen Ort und die damit verbundene Empfindung der Ruhe, das Bewußtsein, sich sein eigenes inneres Refugium herstellen und bewahren zu können. Das menschliche Gehirn speichert alle Aktivitäten und die dazugehörige dabei erlebte Empfindung als Erinnerung; folglich hat es auch ein Ruheerlebnis irgendwo aufbewahrt. Diese Erinnerung daran wird nun bewußt geweckt und in dem Übenden lebendig. Sobald sich ein gewisses Ruhegefühl einstellt, selbst wenn es nur erahnt ist, wird diese körperlich-geistig-seelische Empfindung an die Worte „Ich bin ganz ruhig" geknüpft und verstärkt. Die Gehirnzellen und das Nervensystem lernen nun, mit diesen Worten einen ganz bestimmten Zustand in Zusammenhang zu bringen. Nach einer gewissen Übungszeit wird die anfangs notwendige Vorstellungshilfe des „ruhigen Plätzchens" überflüssig, die Worte „Ich bin ganz ruhig" haben dieselbe Wirkung.

Im weiteren Übungsverlauf wird diese Ruhe nun bewußt in die Hände und Arme, später Füße und Beine, genommen. Als Vorstellungshilfe dienen hier die Schwere (bleischwer) und die Wärme (Wärmflasche, Wärmebad, usw.). Die Wirkung wird an die Formeln „Beide Arme sehr (ganz) schwer" und dann „Beide Arme strömend warm" geknüpft, und wenn sich hier eine reflexbedingte Umschaltung spürbar einstellt, dann folgt „Beide Beine strömend warm".

Was ist passiert? Dadurch, daß die Ruhe und Entspannung zuerst in die Arme, später in die Beine genommen wird, werden hier Muskelanspannungen gelöst. Die Blutgefäße erweitern sich, wodurch dieser Bereich bis in die feinsten Kapillaren hinein stärker durchblutet wird. Das bedeutet, wenn der Übende eine Schwere und Wärme empfindet, dann ist dies keine subjektive Einbildung, sondern entspricht der objektiv meßbaren und nachweisbaren Tatsache als Folge der vermehrten Durchblutung. Der Arm ist wirklich schwerer als zuvor und auch wärmer.

Die vierte der Übungen, die die Basis des Autogenen Trainings bilden, ist die verstärkte Ruheübung über den Atem. Hier wird an den Atemfluß ein Wort geknüpft. So wird einatmend „ganz" und ausatmend „ruhig" gedacht – „ganz ruhig". Diese Übung verstärkt den in einem gewissen Maße bereits eingetretenen Zustand der Ruhe und Entspannung noch mehr und macht nun die sogenannte X-Formel möglich. Mit dieser individuell auf das Problem des einzelnen zugeschnittenen Vorsatzformel können organische Funktionsstörungen und Fehlverhalten korrigiert werden.

In Erwachsenenkursen und Grundkursen mit Schulkindern wird die X-Formel nicht oder nicht immer benötigt; die Kursteilnehmer lernen, die Ruhe, Schwere, Wärme von den Armen und Beinen ausgehend nun auch in weitere Körperbereiche zu lenken und diese dadurch verstärkt zu durchbluten und zu kräftigen. Nach Prof. Dr. Hammer, Bad Nauheim, wird diese Grundstufe auch als ATU (Autogene Trainings-Unterstufe) bezeichnet. Die Anwendung der X-Formel bildet die Mittelstufe und rundet die Übungssituation individuell angepaßt ab. Sogenannte gelenkte Visualisationen und Reisen (in die Tiefen des Meeres, mit dem Ballon über die Heimatstadt usw.) bilden die Oberstufe und können Grundlage einer psychoanalytischen Persönlichkeitsauswertung sein.

Das Lehren des Autogenen Trainings ist ausschließlich Fachleuten mit einer entsprechenden Ausbildung hierzu vorbehalten.

Da Kinder im Kindergartenalter wie gesagt nicht in der Lage sind, sich dreimal täglich die Zeit zu

nehmen, um sich konzentrativ zu entspannen (sie würden dies niemals ohne Druck und Ansporn seitens der Eltern tun, eine gewisse Freiwilligkeit ist als Voraussetzung zum Erzielen von Ruhe und Entspannung jedoch unbedingt notwendig), nahm man bisher an, daß diese Kinder Autogenes Training eben nicht lernen könnten.
Erste Versuche, Kindern dieser Altersstufe die positiven Wirkungen des Autogenen Trainings zugänglich zu machen, erfolgten über die sogenannten „AT-Märchen" (AT= Autogenes Training) die sich in ihrer Struktur und im Ansatz sehr an den empfohlenen Richtlinien von Bruno Bettelheim („Kinder brauchen Märchen") orientieren.
Märchen spielen bei der Entwicklung der Kinder ohnehin eine sehr wichtige Rolle. Bruno Bettelheim drückt dies folgendermaßen aus:
„Wenn sich das Wunschdenken des Kindes in einer guten Fee verkörpert, wenn es seine destruktiven Wünsche einer bösen Hexe beilegt, wenn es seine Ängste in Gestalt eines gefräßigen Wolfes sieht, wenn die Forderungen seines Gewissens in einem Weisen, der ein Abenteuer besteht, konzentriert sind, – dann kann das Kind endlich anfangen, seine widersprüchlichen Neigungen zu ordnen. Sobald dieser Prozeß beginnt, verringert sich die Gefahr, daß das Kind im unkontrollierten Chaos versinkt." [7]
Es sind die sogenannten „guten Märchen", die einen derartigen, für das Kind notwendigen und heilsamen Prozeß überhaupt möglich machen.

Was heißt „gute Märchen"?

Diese Märchen zeichnen sich zum einen durch die Transparenz einer oder mehrerer Figuren dieser Handlungsabfolge aus. Der Held wird nicht bis ins kleinste Detail genau beschrieben, sondern so geschildert, daß das Kind entweder sich selbst oder eine andere Person seines Umfeldes mit dieser Märchenfigur identifizieren kann. Kann – nicht soll! Wichtig ist hierbei auch die Freiwilligkeit diese Prozesses, indem das Kind sich entscheidet, wie sehr und auf welche Weise es sich auf die Geschichte einlassen möchte und welche Erkenntnisse es daraus zieht. Der erhobene Zeigefinger mit der „Moral von der Geschicht" ist hier fehl am Platz. In diesem Moment würde der Erwachsene viel zu stark in diesen Prozeß eingreifen, ihn mit seinen eigenen Bildern und Vorstellungen zu sehr beleben und beeinflussen. Das Kind, das in dieser Altersstufe sowieso noch lernen muß, seine Wünsche und Bedürfnisse herauszufinden und zu artikulieren, würde eher verwirrt werden, was die Entwicklung seiner eigenen Fantasie und sein Wachstum mehr hemmt als fördert.
Ein weiteres Merkmal eines „guten Märchens" ist, daß die Handlung immer in einer anderen Welt stattfindet: lange, lange vor unserer Zeit – im Traumland – weit weg auf einer fernen Insel usw. Dies, damit das Kind sich aus sicherer Distanz heraus auf die Geschichte einlassen kann und die Gewißheit hat, daß der Drache oder der große böse Wolf nicht plötzlich des Nachts an seinem Bett stehen werden. Das mehrmalige Hören ein und derselben Geschichte verhilft dem Kind zu einem tieferen Ausloten des Sinns dieses Märchens und auch der Wahrnehmung der verschiedenen Wahrheiten und Ebenen, die ein gutes Märchen durchaus hat. Dann kann es die Geschichte auch wirklich voll ausschöpfen.
Die emotional erleichternde Funktion eines Märchens kennt man übrigens nicht nur in unserer westlichen Welt, sondern auch in anderen Ländern, z.B. in Indien. Hier werden in der traditionel-

---

7) Bruno Bettelheim: „Kinder brauchen Märchen", Deutsche Verlags-Anstalt, Stuttgart 1977, S. 66

len ayurvedischen Medizin noch heute Märchen benutzt, um psychisch kranken oder psychosomatisch erkrankten Menschen zu helfen. Diese Märchen werden in der Regel als Meditationshilfe eingesetzt, damit der Patient sich über bestimmte Aspekte seiner Persönlichkeit (Aspekte, die sonst eher zu seiner verleugneten Schattenseite gehören) klar werden kann und lernt, auch diese zu akzeptieren und mit ihnen zu leben.

So gehört das Märchenerzählen zu einer guten Kinderyogastunde einfach dazu; es hilft, bestimmte Erfahrungen, die die Kinder in dieser Stunde gemacht haben, in Worte zu fassen und in den Alltag zu transportieren.

Die volle Wirkung eines lebendig und liebevoll erzählten Märchens wurde mir selbst allerdings erst so richtig durch eine Erfahrung mit meinem Sohn deutlich. Dieser entwickelte mit ca. drei Jahren vorübergehend eine starke Vorliebe für Märchen, in denen der große böse Wolf vorkam. Also Märchen der Gebrüder Grimm, in denen der Wolf entweder Rotkäppchens Großmutter auffrißt oder die sieben Geißlein. Obwohl mir und meinem Mann durchaus bewußt war, daß der Wolf eine wichtige Funktion hat und unser Sohn sich eventuell ein Ventil für Aggressionen uns oder anderen Personen aus seinem Umfeld gegenüber geschaffen hatte, war uns diese Situation doch etwas unheimlich. Deshalb versuchten wir die Tatsache, daß ja der Wolf am Ende der Geschichte gestellt und besiegt wird, etwas zu verstärken, sozusagen ein positives Gegengewicht zu schaffen. Am Ende des Märchens sangen wir jedesmal gemeinsam folgenden Text: „Der Wolf ist tot, der Wolf ist tot, vorbei ist alle Not!" Diese aus unserer Unsicherheit geborene Idee erwies sich einige Wochen später als Schlüsselerlebnis:

Mein Sohn kam in den Kindergarten, wo er unter anderem auch an einem Morgen in der Woche mit den anderen Kindern seiner Gruppe und den Kindergärtnerinnen kochte. Von nun an wollte er dies auch zu Hause tun, indem er für einen Obstsalat mal einen Apfel oder eine Banane schnippelte. So geschah eines Tages das, was wohl zu einem jeden Lernprozeß dazugehört: er schnitt sich in den Finger. Ich saß daneben und hielt schon innerlich die Luft an in Erwartung eines ohrenbetäubenden Gebrülls – aber es geschah etwas vollkommen anderes: Mein Sohn sah auf seinen Finger, aus dem das Blut quoll; zunächst verzog er ängstlich sein Gesicht – und dann wiederholte er mehrmals: „Vorbei ist alle Not! Vorbei ist alle Not!" Vor Überraschung konnte ich mir zunächst keinen Reim auf sein Verhalten machen. Aber dann erkannte ich, daß er nichts anderes machte, als das angenehme erleichterte Gefühl in sich wieder herzustellen, das sich am Ende des Märchens durch das Besiegen des bösen Wolfes einstellte und das er mit den Worten „vorbei ist alle Not" verknüpft hatte. Was ihm auch mit seiner selbst und in eigener Regie angewandten X-Formel („vorbei ist alle Not") gelang.

Die praktische Anwendung des Autogenen Trainings in der Kinderyogastunde

Dem natürlichen Bewegungsdrang der Kinder muß zunächst entsprochen werden, d.h., Autogenes Training wird in eine Bewegungsreihe integriert. Da die meisten Kinder dieser Alters- und Entwicklungsstufe noch nicht diese Bandbreite an Erfahrungen haben, auf die sie zurückgreifen und die sie als Vorstellungshilfe nutzen können, dient die Kinderyogastunde selbst zu Vermittlung und Vertiefung von Ruhe- und Stilleerlebnissen, an die sich die Kinder in ihrem Alltag erinnern, um sie wieder in sich herstellen zu können.

Der erste Einstieg hierzu ist die Kuscheltieratmung. Die Kinder liegen auf dem Rücken und setzen sich ihr mitgebrachtes Kuscheltier auf den Bauch. Sie bekommen die Anweisung , tief in den Bauch zu atmen, um zu beobachten, was geschieht. Da sich durch die Einatmung die Bauchdecke hebt und sich im Ausatem wieder senkt, wird das Kuscheltier geschaukelt, Kinder in diesem Alter verbinden Schaukeln noch sehr leicht mit einem Gefühl der Geborgenheit, der Ruhe und Entspannung, und so ist es für sie einleuchtend, daß das Kuscheltier jetzt „ganz ruhig und entspannt" wird. Das Kind wird ja selbst ebenfalls durch die Wirkung des vollen Yogaatems (s. 1. Atemübung im Yoga) ruhiger und gelöster. Es wird anfangs versuchen, die Bauchmuskulatur forciert willentlich anzuspannen, ohne zu atmen, oder es probiert einen sehr raschen Atem aus. In der Regel purzelt dann das Kuscheltier vom Bauch herunter, das Kind setzt es sich wieder oben drauf und atmet nun ruhiger. Viele Kinder sagen dann auch völlig von sich aus, daß dies ihrem Kuscheltier so gut gefällt, daß es lächelt usw. Über den kleinen Umweg mit dem Kuscheltier lernt das Kind, erstens den Zustand der Ruhe mit einem ruhigen Atem zu verbinden, und zweitens wird diese Empfindung mit den Worten „ruhig und entspannt" verknüpft.

Der Übungsleiter fördert dies ganz bewußt, indem er eine einmal gewählte Formulierung über den gesamten Kurs hinweg beibehält und mehrmals wiederholt: „Ja, und jetzt atme bitte ganz tief in den Bauch – ein und aus – ja, und dein Kuscheltier wird jetzt ganz ruhig und entspannt."

Es ist oft eine Hilfe, wenn sich der Übungsleiter hierbei jedem Kind einzeln zuwendet, auch wenn die anderen dadurch eventuell Unsinn oder Faxen machen. Die bewußte Hinwendung bewirkt beim einzelnen Kind das Gefühl, daß es wichtig ist, daß der Übungsleiter sich um seine Bedürfnisse kümmert und für es da ist. Hier ergibt sich auch schon die Möglichkeit, bei individiuellen Problemen wie z.B. Schlafstörungen Hinweise zu geben: „Wenn du einmal nachts wach wirst und merkst, dein Kuscheltier hat Angst, dann setzt du es einfach auf deinen Bauch und schaukelst es. Dann wird es bestimmt ganz ruhig und entspannt." Man kann sich hier das Phänomen der Übertragung, das sowohl bei Erwachsenen als auch bei Kindern stattfindet, zunutze machen. Ein Kind, das Angst hat, weil es nachts wach wird und es dunkel ist oder weil es ins Krankenhaus soll, vermutet diese Angst auch in anderen, auch in seinem Kuscheltier. Deshalb kann es seine Angst selbst überwinden, indem es einen anderen tröstet. Der Umweg über das Kuscheltier ist notwendig, denn kein Kind würde sich so ohne weiteres veranlaßt fühlen, über sich selbst eine von außen übergestülpte Ansicht zu äußern. Es würde Sperren aufbauen, ähnlich denen eines

Patienten, der im Rahmen einer Therapie über sich sprechen soll. Über einen anderen zu sprechen, ist einfacher. Ein Kind, das diese Übung schon einige Zeit praktiziert und von selbst gemerkt hat: „ich werde ja auch ruhig!“ kann nun durchaus direkt aufgefordert werden: „Wenn du das nächstemal Angst hast oder aufgeregt bist, dann setzt du dir dein Kuscheltier auf den Bauch und schaukelst es. Du atmest dann ganz ruhig ein und aus, ein und aus (Erwachsener atmet vor, tief ein und aus) und dann wirst du ganz ruhig und entspannt. Eventuell hier die X-Formel einsetzen. Also: „Und dann, lilalü – schläfst du durch bis morgen früh!“ usw.

Die Vorgehensweise unterscheidet sich von der in Erwachsenenkursen oder mit größeren Kindern in einem sehr wesentlichen Punkt. Die Vorstellungshilfe einer ruhigen Situation wird hier nicht erinnert, sondern in der Stunde gezielt hergestellt, damit sie späterhin als Erinnerung genutzt werden kann.

Dies gilt auch für den zweiten Schritt zum Autogenen Training, der nach der Yogaübungsreihe, während der Schlußentspannung, erfolgt.

Da viele Yogahaltungen Tiernamen haben, bietet es sich geradezu an, eine Yogaübungsreihe für Kinder in eine Geschichte zu verpacken. So kann sich das Kind beispielweise in ein Kätzchen verwandeln (s. Katzenreihe, Übung 1 und 2 im Yoga), das sich reckt und streckt und z.B. beschließt, einmal die Tiere im Zirkus (Löwe, Gorilla, Kamel usw.) zu besuchen. Anschließend hat das Kätzchen das Bedürfnis, sich auszuruhen. Es legt sich dann in das weiche Gras, empfindet in seinen Pfoten Müdigkeit und läßt diese nun ausruhen, schwer und warm werden. Es genießt die Sonne, die seinen Bauch wärmt, und atmet ruhig und regelmäßig ein und aus, ein und aus. Der Übungsleiter achtet auch an diesem Punkt darauf, daß er einmal gewählte Formulierungen „ganz schwer“ – „sehr schwer“ – „angenehm warm“ oder „schön warm“ möglichst beibehält, damit das Kind diese Sätze im Gedächtnis behält und spielerisch lernt, sie mit dem in der Yogastunde erarbeiteten Zustand der Ruhe, Stille und Entspannung in Zusammenhang zu bringen.

Das Wort „Arbeit“ ist hier recht gewählt, denn die Ruhe- und Stilleübungen mit den Kindern sind anstrengend für den Übungsleiter, aber den Aufwand wert. So ist es faszinierend zu beobachten, wie Kinder, die zum ersten, zweiten oder dritten Mal an der Stunde teilnehmen, versuchen, sich hier zu entziehen. Ganz im Gegensatz zu Kindern mit einiger Erfahrung, die so richtig genußvoll alle Viere von sich strecken und sich ausruhen. Kindern mit nervösen Magenstörungen z.B., bei denen es also auch auf ein Herstellen des Wärmegefühls im Magen ankommt, kann man helfen, indem der Bauch durch eine besonders dafür geeignete Asanareihe und durch Reiben und Massieren ins Bewußtsein gehoben wird, damit das Kind das Wärmegefühl schon hat, wenn es während der Schlußentspannung mit dem spielerischen Erlernen des Autogenen Training beginnt.

Das gleiche gilt auch für die anderen Organe. Kinder, denen aufgrund des mangelnden Erfahrungsspektrums eine Rückerinnerungsfähigkeit nicht in ausreichendem Maße möglich ist, können diese Empfindung zunächst einmal durch gezielte Yogaübungen, die ja sowieso schon eine heilende, regenerierende Wirkung auf den Organismus haben, mechanisch herstellen.

Zum Schluß erzähle ich den Kindern dann entweder ein AT-Märchen, das zum Stundenthema paßt, oder ein anderes passendes, geeignetes, mit den Merkmalen eines sogenannten „guten Märchens“.

Im Märchen werden die für das Autogene Training geläufigen Formulierungen wiederholt. Der Held der Geschichte ruht sich nach bestandenem Abenteuer aus, Arme und Beine sind schön warm und angenehm schwer. er atmet ruhig und regelmäßig ein und aus, ein und aus. Natürlich lassen sich hier auch die sogenannten X-Formeln in Anwendung bringen, indem sich der Held beispielsweise in einer etwas brenzligen Situation erinnert: „Nur Mut, alles geht gut“, oder sich selbst mit „Ich schaffe es“ anfeuert. Je nachdem können hier die verschiedensten X-Formeln benutzt werden.

X-Formeln sind Kindern dieses Alters am besten zugänglich zu machen, wenn wir sie in einen Reim verpacken:

Eins und zwei und drei – ich atme völlig frei. (Asthma)

Eins, zwei, drei – mein Juckreiz ist vorbei. (Neurodermitis)

Nur Mut – alles geht gut. (ängstliche Kinder)

Ri-ra-rutsch – die Angst ist futsch.

Es haut mich von den Socken – mein Bett bleibt trocken. (Bettnässen)

Li-la-lüüh – ich schlaf durch bis morgen früh. (Schlafstörungen)

Hat ja gar nicht weh getan – ist ja nur aus Marzipan.

(von meinem Sohn & Co.)

Es hat sich bewährt, diese X-Formeln erst dann anzuwenden, wenn die Kinder schon einige Zeit (ca. sechs Wochen) den Kurs besuchen. Tatsächlich kommt es vor, daß gewisse Symptome, die auf nervöse Störungen zurückzuführen sind, sich schon zu verändern beginnen oder anfangen abzuklingen, noch bevor das Kind mit einer X-Formel arbeitet. Die X-Formel wird dann angewandt, indem die Mutter dem Kind zunächst „sein“ AT-Märchen vorliest und entweder den Helden der Geschichte diese Formel mehrmals wiederholen läßt, oder indem sie selbst als Mutter diesen Satz direkt, aber beiläufig sagt. Auf diese Weise wird die X-Formel mit dem Märchen gleichzeitig aufgenommen und beginnt zu wirken. Eine weitere Möglichkeit besteht darin, das Kind aufzufordern, sein Kuscheltier zu schaukeln; dabei wiederholt man den Satz dreimal. Je nachdem, wie das Kind veranlagt ist, ist die eine oder andere Methode sinnvoller. Viele Kinder wandeln ihren Spruch ab, da sie in diesem Alter auch selbst gerne reimen. Das ist auch gut, denn dann ist es wirklich „ihre“ individuelle X-Formel. So kann durchaus folgendes dabei herauskommen: „Eine kleine Mickey-Maus zieht sich ihre Hosen aus, es haut sie aus den Socken: sie sind ja trocken!“

Ich hoffe, altehrwürdige Autogene-Trainings-Fans sind nicht allzusehr über diese Formeln entsetzt. Aber Selbstsuggestion ist und bleibt Selbstsuggestion, und Training ist auch dann Training, wenn es spielerisch geleistet wird.

Die Märchen können eine Anregung dafür sein, wie man eine solche Grundhaltung in sein Leben einbauen kann. Es gibt hierfür schon einige Bücher auf dem Markt (siehe Literaturvorschläge zu Yoga und Autogenem Training mit Kindern).

TEIL III

Die Unterrichtspraxis

Mögliche Inhalte der Kinderyogaarbeit

- Allgemeine *Kräftigung* und Steigerung der körpereigenen *Abwehrkräfte.*
- Den Kindern vermitteln, daß sie ihren *Bewegungsdrang* durchaus auch auf kleinstem Raum (Yogamatte, Decke) ausleben können (Stadtkinder).
- *Soziales Verhalten* (Einzelkinder, aggressive, ängstliche Kinder).
- *Selbsterfahrung:* Was geschieht alles in meinem Körper – in der Ruhe, in der Bewegung usw.? Welche Funktionen haben meine Organe? Was geschieht mit mir in verschiedenen Situationen – wenn mein Herz klopft, wenn ich Angst habe, wenn ich mich freue?
- *Lösungshilfen zur Bewältigung von Problemen* anbieten. Beispiel: „Wenn du das nächstemal zum Arzt gehen mußt und er dir eine Spritze geben muß, vor der du Angst hast, dann atmest du ganz tief in den Bauch – wie bei der Kuscheltieratmung."

Mein Unterrichtsziel ist das *aktive Bilden eines Gegengewichtes zur hektischen Außenwelt mit all ihrem Streß und der Reizüberflutung.* Dementsprechend sind meine Unterrichtsstunden konzipiert.

Die Kinder in meinen Kursen wachsen in der Stadt auf, mit oftmals wenig Möglichkeiten, sich draußen spielerisch und kreativ frei auszuagieren und die Natur zu erleben.

Ich empfinde dies nicht einfach nur als bedauerlich, sondern halte diesen Mangel an Spiel- und Bewegungsmöglichkeiten mit all seinen Konsequenzen für eine sehr beunruhigende Tatsache. Das freie Spiel war für Kinder seit jeher immer die beste Möglichkeit, Eindrücke und Erlebnisse zu verarbeiten. Dies ist heute aber nicht mehr in ausreichendem Maße möglich. Ich denke, daß alle Eltern Fehler machen. Eltern sind auch Menschen, und niemand ist perfekt. Doch gerade in der heutigen Zeit wirken sich die kleinen und großen Mängel elterlicher und gesellschaftlicher Erziehung besonders gravierend aus, da den Kindern das nötige Ventil, das freie Spiel, immer mehr genommen wird. Da ich nun ein Gegengewicht zu den äußeren Verhältnissen bilden möchte, sind meine Kursstunden an aktuelle Gegebenheiten wie Fastnacht, Geburtstag, Ostern, Weihnachten usw. orientiert. Weil ich aus meiner eigenen Kindheit weiß, welch eine kräftigende und regenerierende Erfahrung die Natur vermitteln kann, eine Kraft, von der ich noch heute zehre und mittels derer ich mich immer wieder erholen und erneuern kann, versuche ich dies den Kindern ebenfalls bewußtzumachen. Entweder gehen wir bei schönem Wetter in die Natur hinaus, oder ich hole ihnen die Natur in die Kursstunde hinein; ich versuche, bei den Kindern ein Gespür für die Tiere und Pflanzen zu wecken und zu fördern. Gerade die Gewißheit als Mitgeschöpf ein Teil der ganzen Schöpfung zu sein, halte ich in der heutigen Zeit für einen sehr wesentlichen Grundgedanken.

Wie kann man die Kinder an die Yogaübungen heranführen?

Viele Asanas haben Tiernamen, und so bietet sich die Möglichkeit geradezu an, diese Haltungen so anzuordnen, daß sie in eine Geschichte verpackt werden können. Das Kind dieser Entwicklungsstufe kann sich mit größter Selbstverständlichkeit und geistiger Beweglichkeit in verschiedene Tiere und Situationen nacheinander hineinfinden. So ist es für das Kind gar kein Problem, daß es zunächst ein Kätzchen ist, das sich reckt und streckt, dann der Löwe, den das Kätzchen besucht, oder der Tierpfleger, der den Löwen lieb streichelt. Nicht die Form ist wichtig, sondern der Inhalt, nicht nur die Übungsreihen in ihrer Gesamtheit sind Form, sondern auch die einzelnen Asanas. Sie sind äußerer Ausdruck dessen, was jetzt mit dem Übenden, dem Kind, geschieht, geschehen soll, in Gang gesetzt wird. Kinder versetzen sich mit größtem Vergnügen in diese verschiedenen Rollen, loten sie aus und ziehen ihre Erfahrungen daraus. Wesentlich hierbei ist, daß die Kinder sich wirklich in diese Rollen, Tiere, Asanas, einfinden können. Deshalb ist es wichtig, darauf zu achten, daß sie nicht zu rasch von einer Haltung in die nächste wechseln müssen, dies wirkt zu anregend, macht die Gruppe eher unruhig und unharmonisch. Lieber einige Haltungen weniger, aber ganz erfüllt davon sein können, als zuviel und sich dann gedrängt und überfordert fühlen.

Deshalb sollte man die Kinder die Übungen erspüren, erleben, sie experimentell erfahren lassen. So kann man durchaus auch mit den Kindern, die schon einige Yogapraxis besitzen, eine Reihe entwickeln. Die fällt dann zwar nicht ganz so glatt und perfekt aus wie eine der selbst konzipierten Stunden, aber das ist doch nur die Form! Der Inhalt ist sicherlich sehr lebendig, und Kinder und Lehrer nehmen aus solch einer Stunde viel mit.

Wollen wir den Kindern bestimmte Körperhaltungen und Bewegungen vermitteln, so dürfen wir in dieser Entwicklungsstufe auf den Nachahmungstrieb vertrauen. Um diesen Impuls anzusprechen, muß der Übungsleiter natürlich zunächst etwas vormachen, und zwar so, daß der gesamte Inhalt und die äußere Form dieser einen Haltung (bzw. der Yogastunde) als Gesamtheit zum Ausdruck kommen. Dies geschieht, indem der Übungsleiter ein gewisses Feingefühl für den richtigen Augenblick entwickelt: wann und wie lange er eine solche Haltung zeigt und wie er sie, zumindest bei den ersten Malen, durch ein überleitendes Wort erklärend sinnvoll miteinander verbindet. Wenn der sogenannte „Funke“ überspringen soll, dann ist dies nur möglich, wenn der Erwachsene den Kindern ein weniges an Zeit voraus ist, ihnen die Möglichkeit bietet, diesen „Funken“ sozusagen mit dem nächsten Atemzug ganz tief in sich auf-

zunehmen und dann zum Ausdruck zu bringen. Dieses gewisse Vorausdenken macht die Führung aus. Dies ist aber nur dann möglich, wenn der Übungsleiter für die Stunde ein genaues Konzept erstellt hat, und sicher ist im Umgang mit den Kindern und ihrer Art, wie sie die Stunden erleben und ausleben. Das erfordert Erfahrung. Nur so erlangt der Leiter Souveränität und die Freiheit vom ängstlichen Sich-Anklammern an das Konzept und erreicht eine volle Konzentration auf die Kinder. Jede Unsicherheit wird von diesen sofort registriert und verführt sie zu Unsinn und Faxen.
Eine Erzieherin oder ein Yogalehrer, die von Begeisterung sprühend die Asanas vormachen, die die Kinder überzeugend und wahrhaftig spüren lassen, daß diese Übungen einem lebendigen Naturvorgang entsprechen, regen garantiert zum Nachmachen an, wohingegen ein Moralapostel mit erhobenem Zeigefinger mit Sicherheit hemmend wirkt.
Damit die Kinder den Inhalt einer solchen Yogastunde auch wirklich erfassen und ausloten können, ist das Wiederholen sehr wichtig. Wiederholungen bewirken eine gewisse Vertrautheit, schaffen ein Gefühl der Sicherheit. Das ermöglicht es dem Kind, sich immer mehr auf dieses Thema einzulassen. Damit es nicht langweilig wird, können natürlich Varianten und Nuancen in den Folgestunden eingeschoben werden. Diese Nuancen bewirken auch die Entwicklung des Sinnes für die Wahrnehmung feiner Unterschiede.

Der Verlauf einer Kinderyogastunde mit Autogenem Training

Abtoben

Die Kinder bringen die Spannungen aus ihrem Elternhaus und dem Kindergarten oder andere unvollständig verarbeitete Ein-drücke in die Kinderyogastunde mit. Sie empfinden diesen Druck als eine ganz unmittelbare Anspannung in ihrem Körper. Deshalb ist es wichtig, daß sie diese zunächst loswerden oder zumindest doch in einem gewissen Umfang abbauen, da sie nur so für die Inhalte der Yogastunde zugänglich sind.
Das freie Abtoben geschieht am langen Zügel. Die Kinder machen freiwillig mit und werden so gut wie nicht gemaßregelt.
Hilfsmittel können ein Lied oder eine Musik sein, zu der die Kinder tanzen und sich zusammen, alleine, mit und ohne Kuscheltier bewegen.
Ein anderes oder zusätzliches Hilfsmittel ist das Spiel. Beim Spiel ist darauf zu achten, daß es hierbei um die Bewegung geht und nicht um Gewinner und Verlierer. Der Leistungsdruck, der ja das absolute Gegenstück zu Entspannen ist, soll sich hier nicht durch die Hintertür wieder einschleichen können.

BEKANNTE SPIELE

„Feuer, Wasser, Blitz“
Hier laufen die Kinder im Kreis. Wenn der Erwachsene „Feuer“ ruft, dann krabbeln sie auf allen vieren weiter (damit sie nicht den Rauch einatmen müssen), bei „Blitz“ gehen sie in die Hocke und rühren sich nicht (weil der Blitz ja nur in

die höchsten Punkte einschlägt) und bei „Wasser“ klettern sie schnell irgendwo hoch (damit die Füße nicht naß werden).

„Figuren darstellen“
Die Kinder laufen im Kreis. Wenn der Übungsleiter in die Hände klatscht, erstarren sie zu einer Figur.

„Das Frösche-Fangspiel“
Die Kinder postieren sich gegenüber. Ein Kind ist der Storch. Er steht auf einem Bein und fordert die Frösche auf, die auf der gegenüberliegenden Seite des Raums in der Hocke sitzen und quaken, herauszukommen. Die wollen natürlich nicht, und so muß der Storch, auf einem Bein hüpfend, die Frösche fangen. Jeder gefangene Frosch verwandelt sich dann ebenfalls in einen Storch.

„Katz und Maus“
Ein Kind ist die Katze, die anderen sind die Mäuse. Alle laufen im Raum herum. Die Katze versucht durch „Abschlagen“ eine Maus zu fangen, doch die Mäuse können sich schützen, indem sie sich schnell zu zweit an die Hand nehmen. Wenn sie mutig sich, trennen sie sich wieder. Ein gefangenes Mäuschen verwandelt sich seinerseits wieder in die nächste Katze.

„Die Bärenkette“
Eine Ecke des Yogaraums wird zur Bärenhöhle erklärt. Ein freiwilliges Kind, das den Bären spielt, tappt hinein. Die anderen Kinder versuchen nun immer wieder, so nah wie möglich an die Markierung zu gelangen, ohne daß der Bär sie fängt. Fängt er aber doch eines durch „Abschlagen“, so geht dieses Kind nun ebenfalls in die Höhle und wird zum Bären. Beide versuchen nun zu zweit, noch mehr Bären zu fangen. Sie geben sich dabei die Hand. Wird ein weiteres Kind gefangen, so reiht es sich ebenfalls ein; so entsteht allmählich die „Bärenkette“. Jeweils die äußeren Kinder, die eine freie Hand haben, dürfen „abschlagen“.

GEGENSATZPAARE

Nun kommen die Zauberfee oder der Zauberer, die die Kinder in Gegensatzpaare verwandeln. Diese Unterrichtssequenz ist sehr wesentlich. Dadurch, daß die Kinder sich abwechselnd erst in kleine Zwerge und dann in große Riesen (in laute schnelle Düsenflugzeuge und anschließend in einen leise schwebenden Ballon usw.) verwandeln, werden ihnen die Polaritäten, die entgegengesetzten Kräfte, die sich in der Natur als oben und unten, als Tag und Nacht, als heiß und kalt äußern, richtig bewußt. Auch die Polaritäten, die in ihnen selber schlummern und die sie bisher vielleicht noch gar nicht wahrnehmen und ausleben konnten oder durften, werden ihnen hier bewußtgemacht. So kann ein kleiner Sausewind sich hier ganz gefahrlos als langsame Schnecke erproben, oder ein Kind, das sonst eher zurückhaltend und still ist, einmal losrasen und laut sein – wie eine Rakete. Mit gefahrlos meine ich, daß das Kind hier sein Verhalten nicht mit einem Wunsch verbunden hat, also keine Angst haben muß, das angestrebte Ziel mit dieser ungewohnten Seite seiner Persönlichkeit nicht erreichen zu können oder gar ausgeschimpft zu werden. Durch diese und spätere Yogaübungen, in denen das Polaritätsprinzip ebenfalls genau beachtet wird, wird ein Lernprozeß in Gang gesetzt, der es dem Kind ermöglicht, seine bisher ungelebte Seite einmal zu erproben und auszuloten. Nach dem Gesetz des Ausgleichs hat das Kind das natürliche Bedürfnis, seine Persönlichkeit abzurunden und seinen Horizont durch immer neue Erfahrungen zu erweitern. So werden ruhige, ängstliche Kinder oft aufgeschlossener und mutiger, kleine überschäumende Wilde dagegen entwickeln sich zu ausgeglichenen rücksichtsvolleren Naturen.

Die Wichtigkeit dieser Verwandlungsspiele kann gar nicht genug betont werden. Der Übungsleiter steht dabei in der Mitte und fordert die Kinder auf, um ihn herum im Kreis zu laufen, einheitlich, also entweder alle rechts herum oder alle links herum. Was das Tempo betrifft, die Schrittgröße und die Art der Verwandlung, sind die Kinder völlig frei. Hier kann man schon beobachten, daß die kleineren, vierjährigen Kinder und die ruhigen, eher introvertierten kleine Kreise um den Erwachsenen ziehen und in ihrer Nachahmung ungenauer und verträumter sind. Die größeren ziehen an der äußeren Peripherie ihre Bahn, brauchen mehr Platz und folgen den Anweisungen des Erwachsenen in schon sehr viel bewußterer Weise. Es ist faszinierend zu beobachten, wie die Kinder sich entwickeln. Da jedes aus seinem eigenen Impuls heraus die Übungen nachahmt und sich gemäß seiner Haltung zu sich selbst und den anderen in diesen Bewegungsablauf einordnet, ohne diesen Platz ausdrücklich zugewiesen zu bekommen, drückt es hier sein Inneres, seine Entwicklung und das, was es bewegt, ganz deutlich aus. Für den Übungsleiter kann dies eine bessere Informationsquelle über den Lernfortschritt und die Entwicklungsrichtung des Kindes sein als die Berichte der Eltern. Natürlich muß der Erwachsene auch hier alle Rollen oder Figuren ebenfalls selbst zuerst vormachen, um die Kinder zum Nachahmen anzuregen. Die bloße Aufforderung führt langfristig zu Unruhe. Als Hilfsmittel können hier eine Triangel oder ein Tamburin genutzt werden. Zum Schluß werden die Kinder immer in ein kleines Mucksmäuschen verwandelt, das nun ganz leise zu seiner Decke geht. Für die Kinder ist dies das Signal dafür, daß die „richtige" Yogastunde beginnt.

Sammlung im Kreis

Die Kinder stellen sich im Kreis auf und geben sich die Hände. Zuerst machen wir eine Atemübung, in der sie sich einatmend weiten und ausatmend den Atemraum etwas verengen, indem sie sich leicht nach vorn beugen.
Hatten wir beim Abtoben zuvor eine Gleichgewichtshaltung, z. B. als hüpfender Storch, so lassen wir sie nun diese Gleichgewichtshaltung noch einmal einnehmen. Nur diesmal in Ruhe und nicht hüpfend; eventuell können sich die Kinder gegenseitig halten. Ohne daß der Erwachsene dies ausdrücklich betont, erwächst hier ein Bewußtsein des „gemeinsam sind wir stark", was von den älteren Kindern auch durchaus artikuliert wird.
Übungen im Kreis sind nie ganz unproblematisch. Es ist eigentlich immer ein Kind dabei, das dadurch animiert wird, einmal kurz zu ziehen oder sich nach hinten zu legen, so daß der Kreis aus der Form kommt. Aber im Grunde ärgert sich hier nur der Übungsleiter; die anderen Kinder machen diesen Unsinn entweder gerne mit oder quittieren ihn mit einem aufmunternden Gekicher. Wenn man es genau nimmt, machen die Kinder hier aber auch eine wichtige Erfahrung: Der Kreis war und ist seit jeher ein Symbol für Kraft. Indem die Kinder einen Kreis bilden, schließen sie sich an die große kosmische (pranische) Kraft an und laden sich mit Energie auf. Der Versuch, eine Form zu verändern, setzt die Wahrnehmung dieser Form voraus und hat eine durchaus kreative Komponente. So ist das Bilden eines Kreises für Kinder dieser Entwicklungsstufe wichtiger als das halten. Der Übungsleiter kann einen Kreis allein ja nicht „vormachen", sondern muß das besondere Bewußtsein dafür bei den Kindern erst wekken. Somit kann die Auflösung der Form und die anschließende Neubildung in derselben Stunde

oder der nächsten diesen wichtigen Lernprozeß ebenfalls unterstützen.

Übergang vom Stand in die Rückenlage

Hier bietet sich ein Spiel an, das bei den Kindern meiner Gruppen mit Abstand das beliebteste ist.

Das Schneemannspiel
Die Kinder stehen im Kreis, ein Kind tritt in die Mitte und macht sich ganz klein. Die Kinder, die den Kreis bilden, sind kleine Schneemänner, das Kind in der Mitte ist die Sonne. Nun geht die Sonne ganz langsam auf, allmählich wird sie immer größer und größer und streckt zum Schluß ihre Sonnenstrahlen (Arme) aus. Und was passiert mit den Schneemännern? Denen wird es ganz warm, und sie beginnen zu schmelzen und werden langsam kleiner und immer kleiner. Wenn alle Schneemänner geschmolzen sind, also alle Kinder ganz klein hocken, dann geht auch die Sonne wieder unter.
Dieses Spiel ist in seinen therapeutischen Wirkungen unübertroffen und bei den Kindern so beliebt, daß sie es am liebsten mehrmals hintereinander spielen würden. Man stelle sich doch einfach mal die Situation eines Kindes vor, das aus welchem Grund auch immer sehr schüchtern, ängstlich und zurückhaltend ist. Es hat vielleicht im Kindergarten bei den anderen Kindern oder auch zu Hause immer wieder die Erfahrung gemacht, daß es klein und „doof“ ist und seine Wünsche und Bedürfnisse unwichtig sind. Dieses

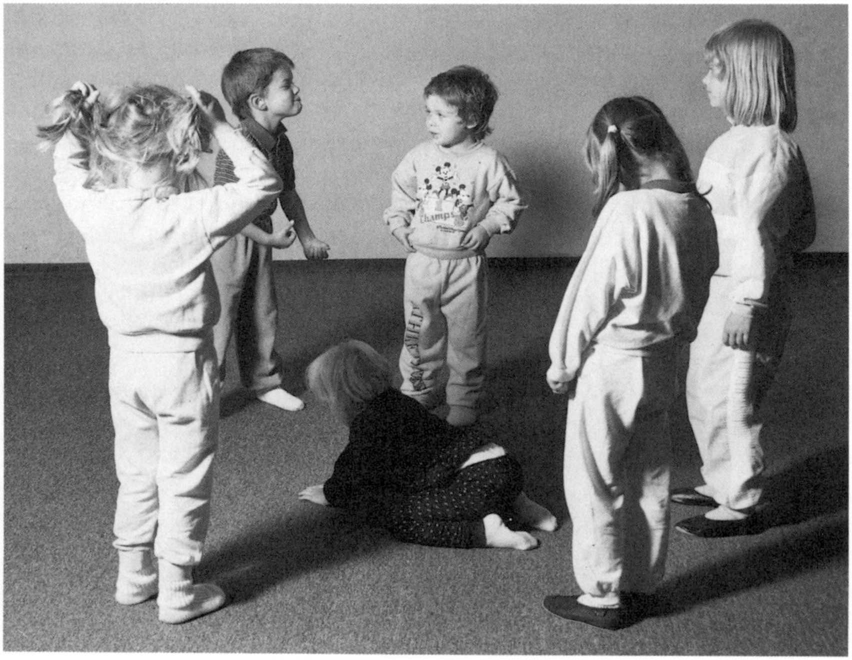

Die Sonne geht ganz langsam auf ...

... *die Schneemänner sind geschmolzen.*

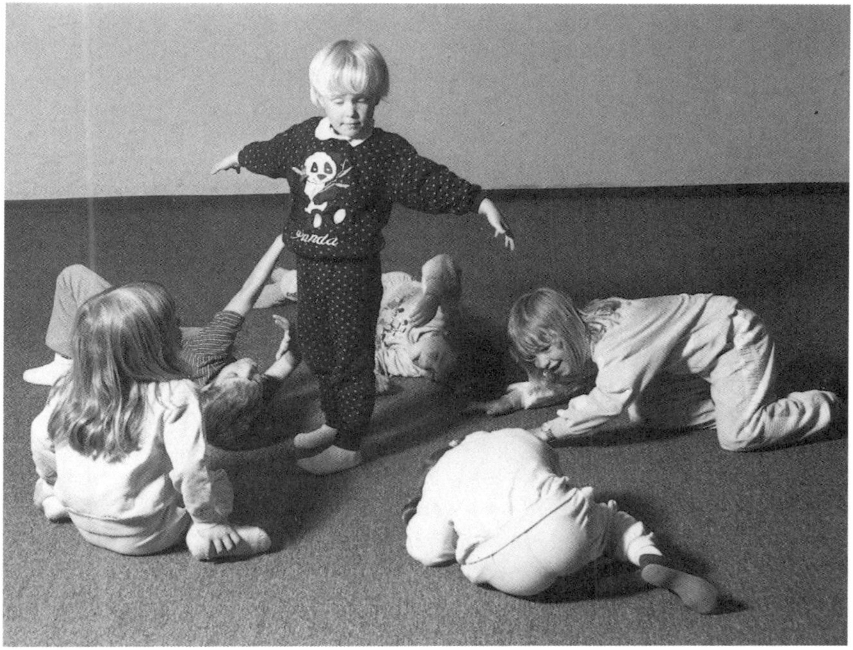

Kind steht nun in der Mitte als Sonne, wird selbst immer größer und größer, und die anderen werden gleichzeitig immer kleiner und kleiner. Das Leuchten in den Augen eines solchen Kindes muß man selbst gesehen haben, um zu begreifen, wie wichtig solch eine Erfahrung für es ist. Aber nicht nur dieses Kind lernt etwas Lebenswichtiges sondern auch die kleinen „Schneemänner" drumherum. Sie lernen, sich einem Geschehen, einem Prozeß, anzupassen und nachzugeben. Die langsame, bewußte Spielweise ermöglicht ihnen allen ein tiefes Ausloten dieser Erfahrungen. Der Übungsleiter macht selbstverständlich ebenfalls als kleiner Schneemann mit.
Es ist einfach faszinierend zu beobachten, wie sich die Kinder im Verlauf eines solchen Kurses entwickeln. Stehen sie zu Kursbeginn bei diesem Spiel als Sonne einfach nur auf und strecken die Arme aus, so sind sie bei einiger Übung schon sehr schön in der Lage, ihre Körperbeherrschung durch sehr langsame, meditative Bewegungen zu beweisen.

Luftballon aufblasen
Ein weiteres beliebtes Spiel, bei dem die Kinder die Kraft des „getönten" Ausatems sehr schön erfahren können. Die Kinder, die den Kreis bilden, hocken klein und gebückt als noch zerschrumpelte Luftballons am Boden, ein Kind steht aufrecht in der Mitte. Dieses hat den Auftrag, die Luftballons nun aufzublasen. Es beginnt mit einem rhythmischen ff-ff-ff-ff-ff- usw. Mit jedem ff richten sich die „Luftballons" etwas mehr auf, synchron

zu dem Tönen des Kindes in der Mitte. Irgendwann sind sie dann ganz groß und weit, die Arme und Beine sind gedehnt und gestreckt, und sie stehen schon auf den Zehenspitzen. Dann läßt das Kind in der Mitte mit einem weichen, kontinuierlichen schschschschsch die Luft wieder heraus. Die Luftballons sinken wieder langsam in sich zusammen.
Die Kinder erleben hier spielerisch den ff-Ausatem als kräftigend und anregend, den weichen sch-Ausatem als beruhigend und entspannend.

Die Marionette
Alle Kinder stehen im Kreis, die Füße sind gegrätscht, die Arme ebenfalls V-förmig über dem Kopf. Die Kinder stehen wie eine Marionette, deren Kopf und Gliedmaßen an unsichtbaren Fäden aufgehängt sind. Und nun werden die Fäden nacheinander in logischer Reihenfolge durchgeschnitten. Erst der Faden der rechten Hand – der rechte Arm sinkt locker an die Körperseite, dann dasselbe mit der linken Hand, dann der Kopf – er fällt nach vorn, dann der Rücken – das Kind beugt sich nun leicht nach vorn, dann der Po – das Kind geht leicht in die Knie, und zum Schluß die unsichtbaren Fäden der Knie – die Kinder kauern am Boden. Das Durchschneiden der Fäden übernimmt entweder der Übungsleiter oder ein Kind.

Natürlich habe ich diese Spiele genausowenig erfunden wie das Yoga. Die Anregungen hierzu stammen entweder von befreundeten Erziehern und Yogalehrern oder von Vorschlägen der Kinder. Es gibt noch viele mehr. Wichtig ist, daß die Kinder nach dem Abtoben und den Atem- und Gleichgewichtsübungen freiwillig und gerne in die Rückenlage kommen. Ein beliebtes Spiel ist hier die beste Hilfe.

Übungen in der Rückenlage

1. Die „Seemuschel“: siehe Yogaatemübungen, 2. Übung (S. 38)
2. Die „Kuscheltieratmung“: siehe Yogaatemübungen, 1. Übung (S. 37) mit der Ruhe und Entspannungsübung des Autogenen Trainings
3. Das „Schaukelpferd“: hier winkeln die Kinder die Beine an und umfassen mit den Händen die Knie. Das Kuscheltier wird zwischen Bauch und Oberschenkel geklemmt, und das Kind schaukelt nun sein Kuscheltier, indem es sich auf dem Rücken vom Nacken bis zum Po auf- und abrollt.
   Therapeutische Wirkung:
   Es ist eine sehr anregende Übung, die das Kind von der etwas schläfrig und beruhigenden Kuscheltieratmung her wieder voll aufnahmefähig macht. Die Wirbelsäule wird dadurch ebenfalls gekräftigt. Kleine Kinder können diese Übung bis zum etwa fünften, sechsten Lebensjahr noch nicht alleine ausführen, da sie die Rückrolle so verunsichert, daß sie instinktiv die Hände von den Knien lösen und sich am Boden abstützen. Der Erwachsene muß hier aktiv helfen.

Mentales Loslassen im aufrechten Sitz

Dieses mentale Loslassen ist aus den verschiedensten Gründen mindestens genau so wichtig wie das körperliche Abtoben. Die Kinder haben nun schon wieder einiges erlebt und wollen diese Eindrücke verarbeiten.
Das mentale Loslassen geschieht themenzentriert. Das heißt, die Kinder lernen, beim Thema zu bleiben. Daß dieses Thema in Beziehung zu den Spielen beim Abtoben steht und eine Überleitung zur Yogaübungsreihe bildet, in einer für die

Kinder ersichtlichen und nachvollziehbaren Weise, ist selbstverständlich.

Ein Beispiel zur nun folgenden Übungsreihe:

Stups, der Waschbär, bereitet sich auf seinen Winterschlaf vor

Der Bär (Teddybär) ist ebenso wie das Kätzchen oder der Clown eine bei Kindern sehr beliebte Rolle, in die sie sich mit Vergnügen hineinfinden.

So wird schon beim *Abtoben* dieses Thema einbezogen, z. B. mit einem Bärenspiel:
Der Bärenkette (S. 58) oder mit einem Bärenlied:
„Ich bin der dicke Tanzbär und komm aus dem Wald.
Ich such mir eine Freundin und find sie auch bald.
Ach, wie ist das Tanzen fein, von einem auf das andre Bein.
Ach, wie ist das Tanzen fein, von einem auf das andre Bein."
Alle Kinder singen dieses einfache Liedchen gemeinsam, und am Anfang tanzen sie als dicker Tanzbär (der Bauch wird durch die Arme angedeutet) alleine. Dann suchen sie sich einen Partner und tanzen erst zu zweit, dann zu viert usw.

Auch beim *Erfahren der Gegensatzpaare* (vgl. S.58) wird das Thema schon einbezogen.
Beispiel:
Kleiner Bär – großer Bär
läuft auf allen vieren – richtet sich hoch auf
geht ganz leise – tapst ganz schwer
krabbelt in seine Höhle – klettert auf einen Baum
usw.

Beim mentalen Loslassen können sich die Kinder nun äußern, indem der Erwachsene gezielt Fragen stellt:
- Wer hat schon mal einen Bären gesehen?
- Wo leben die Bären? (Wald, Höhle, Berge, weit weg)
- Wo können wir sie uns anschauen? (Zoo, Zirkus)
- Wie sehen denn die Bären aus? (weiß, braun, gefleckt)
- Was gibt es denn alles für Bären? (Eisbären, Waschbären, Braunbären)

Die Kinder erzählen nun alles, was ihnen dazu einfällt. Durch gezieltes Fragen und geduldiges Zuhören führt der Übungsleiter die Kinder zu seiner Übungsreihe hin, bereitet sie unmerklich darauf vor, so daß die Kinder das Gefühl haben, es sei ihre Stunde, sie hätten sie gestaltet. Darüberhinaus werden sie über die Lebensweise eines solchen Tieres informiert; das Tier wird dabei nicht „vermenschlicht", sondern dem Kind verständlich gemacht.
Mit dem Satz: „So, und jetzt sind wir alle ein kleiner Waschbär, der sich auf den Winterschlaf vorbereitet!" wird die Übungsreihe eingeleitet. Da die Kinder ausreichende Möglichkeiten zum Gespräch hatten, sind sie nun mit Begeisterung dabei, froh, sich wieder bewegen zu können.

Asanareihe

1. Das „zusammengerollte Blatt“
„Der kleine Stups schläft;
er träumt und bewegt den Kopf im Schlaf.“

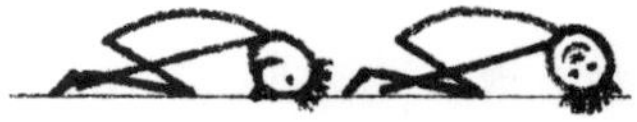

2. Die „Katze“ (Beckenschaukel, re/li)
„Er wird wach und schüttelt sich.“

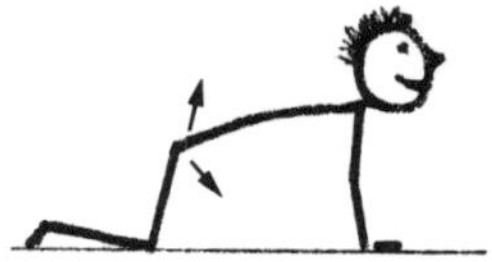

3. „Er hat Hunger und läuft zum Bach, um Fische zu fangen:“
Die Kinder laufen auf allen vieren und brummen.

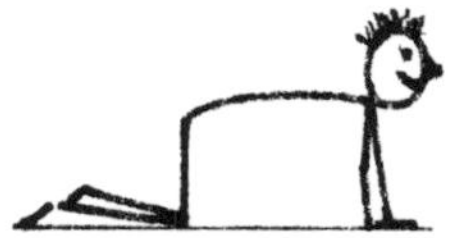

4. Der „Löwe“
„Er wird von einem wilden Berglöwen beobachtet.“

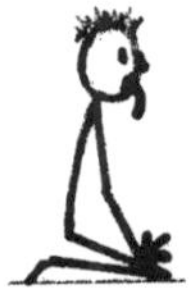

5. Der „Fisch“
„Er sieht einen Fisch.“

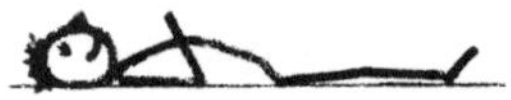

6. Der Kniekuß“
„Er versucht, den Fisch zu fangen“.
Das Ufer ist der Deckenrand, die Kinder beugen sich erst über ihre geschlossenen, dann über ihre geöffneten Beine und untersuchen, wie es besser geht.

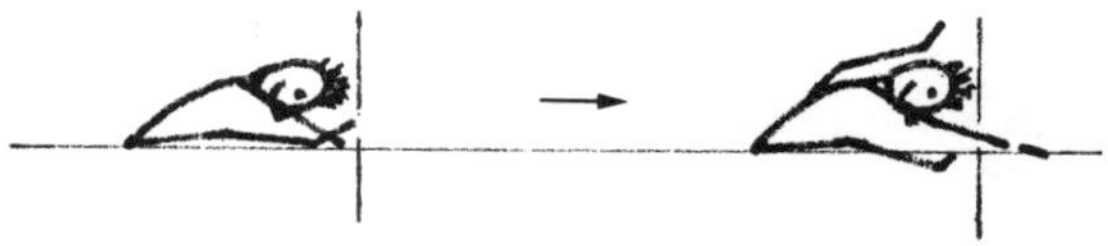

7. Der „Schustersitz“
„Ein Schmetterling kommt und schaut ihm zu.“
Die Kinder sagen, welche Farbe ihr Schetterling hat;
so wird ihre Aufmerksamkeit auf sich selbst gelenkt.

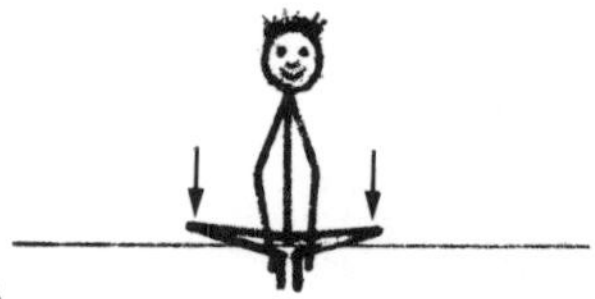

8. „Stups läuft zum Häuschen vom Holzfällerpeter, um sich von ihm und seiner Familie zu verabschieden.“

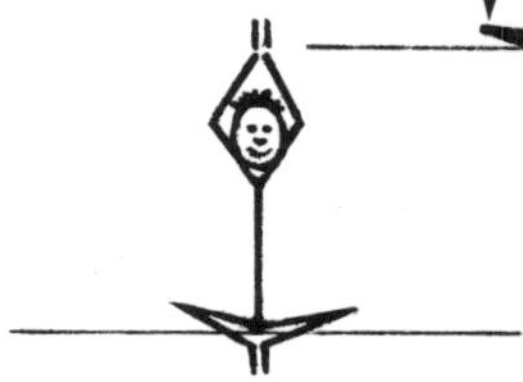

9. Die „Babywiege“
„Seine Frau sitzt vor dem Häuschen und schaukelt ihr Baby“.

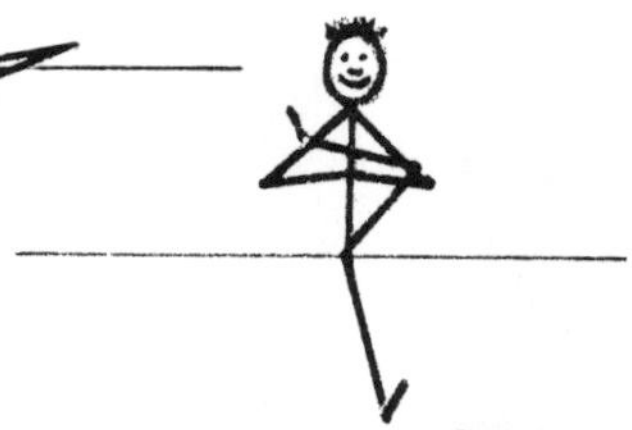

10. Die „Seitenrolle“
„Der Holzfällerpeter sortiert die Holzstämme für den Winter.“

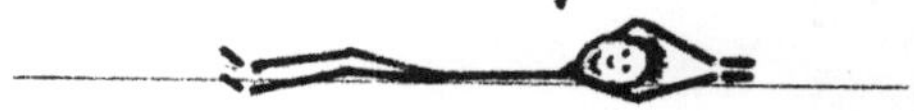

11. Die „Kobra“
„Neben ihm, in der Sonne, liegt eine faule Blindschleiche und schaut ihm bei seiner Arbeit zu.“

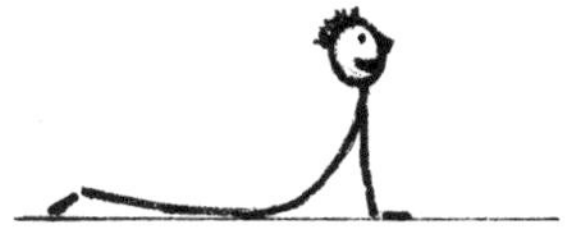

12. Die „Schlußentspannung“
„Als Stups die faule Blindschleiche sieht, wird er plötzlich auch ganz müde und legt sich ins weiche Gras. Er sieht den blauen Himmel über sich, und die Sonne scheint warm auf seinen Bauch.“
Die Kinder legen sich auf den Rücken und ruhen sich aus (s. Schlußentspannung im Yogateil, S. 29).

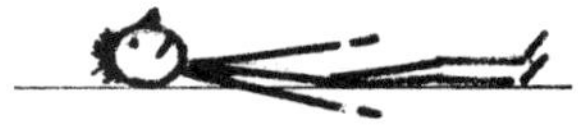

Mit Autogenem Training:
„Seine Arme und Beine sind jetzt ganz müde und schwer und warm. Er atmet ganz ruhig und regelmäßig ein und aus, ein und aus, ein und aus. (Dabei darauf achten, daß bei den Kindern der Impuls, nun auch tatsächlich tief ein- und auszuatmen, ausgelöst wird. Es hilft, wenn der Übungsleiter an dieser Stelle selbst vertieft, übertrieben seufzend, voratmet, um die Kinder zur Nachahmung anzuregen.) Die Sonne scheint auf seinen Bauch, und sein Bauch ist ganz, ganz warm, er freut sich, daß er bei seinen Freunden ist, und ihm wird es vor Freude ganz warm ums Herz.

Der Schluß der Stunde

Die Kinder können hier noch einmal zu einer *meditativen Erfahrung* angeregt werden, indem man sie entweder auffordert, ihren Herzschlag zu hören, und fragt, wo das Herz sitzt, oder sie auffordert, sich doch einmal mit geschlossenen Augen ihre Freunde vorzustellen. Je nachdem, wie die Stunde abgerundet werden kann und soll, lassen sich aus dieser einen Ausgangsstunde durch das Setzen von kleinen Nuancen einige weitere machen. Die Kinder haben durch die Wiederholung die Möglichkeit der Vertiefung und Selbsterfahrung. Außerdem gibt dieses Wiedererkennen ihnen ein Gefühl der Sicherheit, was ein wesentliches Element dafür ist, um sich überhaupt in aller Tiefe auf solch ein Erleben einlassen zu können.

Da meine Stunden ohne die Teilnahme der Eltern stattfinden, erfolgreiche Kinderarbeit ohne Elternarbeit jedoch nach meiner Erfahrung nicht möglich ist, versuche ich die Eltern mit einzubeziehen. Das geschieht über Geschichten, selbsterfundene und andere sogenannte *Autogene-Trainings-Märchen,* die den Kindern in der Stunde vorgelesen werden und die diese dann als Fotokopie mit nach Hause nehmen dürfen, damit die Eltern sie ihnen auch zu Hause vorlesen können. Da diese Märchen in direktem Bezug zu den Stunden stehen, können sich die Eltern immer ein Bild davon machen, was gerade in der Stunde läuft. Die Aufforderung, diese Geschichte ihren Kindern vorzulesen, macht ihnen ihre eigene Aufgabe und unterstützende Funktion in

diesem Lern- und Entwicklungsprozeß ihrer Kinder bewußt und bezieht sie mit ein. Die Kinder können auf diese Weise das in der Übungsstunde Gelernte auf sehr praktische Weise nach Hause transportieren und werden durch das Vorlesen motiviert, ihren Eltern die Übungen zu zeigen und vorzumachen. Dies hat wiederum den pädagogischen Effekt, daß die Kinder stolz darauf sind, daß sie ihren Eltern etwas zeigen und vermitteln können, und der Yogakurs steigt in Wert und Ansehen, ja, die Yogaübungen und die daraus gewonnenen Erfahrungen werden wie ein kleiner Schatz gehütet.
Das Autogene-Trainings-Märchen zur vorgestellten Stunde:
Stups, der Waschbär ... *Siehe folgendes Kapitel!*

In dieser Weise lassen sich Kinderyogastunden konzipieren. Das Polaritätsprinzip des Yoga kommt hier in der Kinderarbeit ebenso zum Zuge wie bei den Erwachsenen.
Auch das Ordnungsprinzip des Yoga muß berücksichtigt werden. Da Yoga immer ein Sich-Sammeln im Menschen bewirkt und dadurch eine innere Ordnung schafft, sollte dies auch äußerlich im Konzept zum Ausdruck kommen. Das bedeutet z.B., daß die Übergänge zwischen den Haltungen fließend sind. Also allmählich vom Stand zum Sitz übergehen oder umgekehrt, und kein dauernder Positionswechsel, der erstens Verwirrung stiftet und zweitens den Kreislauf unnötig belastet. Darüberhinaus ist für Kinder diese Ordnung auch wichtig, damit sie den Überblick in der Stunde behalten können. Aus diesem Grunde ist die Reihenfolge Abtoben – Spiel – Kuscheltieratmung – mentales Loslassen – Yogareihe – Schluß fest im Konzept enthalten. Natürlich verändern sich mit zunehmender Übung der Kinder die Inhalte und Themen, die Stunden werden nach und nach anspruchsvoller. Diese Reihenfolge aber wird eben wegen dieses Ordnungsprinzips beibehalten. Ein anderer Yogalehrer wird vielleicht eine andere Reihenfolge wählen, weil dies seinem Kurskonzept eher entspricht. Wichtig ist jedoch, daß diese Reihenfolge den Kindern immer wieder angeboten wird.

AT-Märchen

Stups, der Waschbär, bereitet sich auf seinen Winterschlaf vor

Der kleine Waschbär Stups lebt mit seiner Familie, dem Vater Bär, der Mutter Bär und seinen beiden Geschwistern, in einem Land im hohen Norden. Dort gibt es riesengroße dunkle Wälder mit ganz hohen, schlanken Bäumen, zerklüftetes Gebirge und wilde Tiere. Die Sommer dort sind nur kurz, die Winter aber sind lang und kalt und bringen viel Schnee.

Die Bärenfamilie wohnt in einer richtigen Bärenhöhle, die schön groß, warm und gemütlich ist. Hier fühlen sich die drei kleinen Bären sicher und wohl und geborgen. Wenn sie nachts schlafen, dann liegen sie eng aneinandergekuschelt und träumen von ihren Abenteuern. Währenddessen sind dann der Bärenvater und die Bärenmutter auf Beutejagd, damit die Familie etwas zu fressen hat und keinen Hunger leiden muß. Wenn sie dann ganz früh am Morgen, schon bevor die Sonne aufwacht und ihre hellen warmen Strahlen

zur Erde hinunterschickt, mit tollen Leckerbissen zurückkehren, dann gibt es ein fröhliches Hallo. Am liebsten würden sich die Bärenkinder sofort auf das gute Frühstück stürzen und ratzeputz alles auffressen, wenn Waschbären nicht eine ganz besondere Eigenart hätten: alle Nahrungsmittel und auch andere Dinge werden zuerst sorgfältig mit den Vorderpfoten im Wasser gewaschen. Bei Stups' Familie ist das natürlich auch so. Sie alle wechseln sich bei dieser Wäsche ab, jeder ist mal an der Reihe, und es macht auch allen viel Spaß, weil sie das Wasser so lieben.
Heute morgen ist Stups dran. Schnell läuft er den steinigen Hang hinunter zum Bach – und dort bleibt er verblüfft stehen: „Ja, was ist denn das?" staunt er. „Unser Bach ist ja über Nacht viel schmäler geworden!" Langsam und vorsichtig nähert er sich dem Wasser. Langsam, langsam, immer näher und näher, und gerade in dem Moment, als er seine neugierige kleine Nase ins Wasser stecken will, um zu sehen, was da los ist, macht es krraacks – der Boden unter ihm gibt nach – und platsch! – schon steht Stups mit beiden Vorderpfoten bis zum Hals im Wasser und macht das dümmste Gesicht seine Lebens. „Brrh, ist das Wasser heute morgen aber kalt", jammert er und klettert so schnell wie möglich wieder aus dem Wasser heraus. „Brrh", schüttelt er sich da. Seine Eltern und Geschwister haben ihn bei seinem kleinen Abenteuer beobachtet und halten sich nun ihre kleinen dicken Bäuche vor Lachen. „Na, ihr habt gut lachen", brummt da der kleine Stups; „könnt ihr mir vielleicht mal verraten, was das soll?" „Ja", lacht seine Mutter, „es wird Winter, ganz einfach!" „Winter?", fragen da die drei Bärenkinder, „was ist denn das?" Staunend erfahren sie nun, daß sie schon einmal einen Winter erlebt hätten, aber sie waren damals noch zu klein, als daß sie sich nun daran erinnern könnten und außerdem hätten sie sowieso den ganzen Winter verschlafen. Sie hätten einen Winterschlaf gemacht, ganz lange, mindestens drei Monate. Das ist so lange, daß sie es sich schon gar nicht mehr vorstellen können. „Das gibt's ja gar nicht", brummt Stups, „ich und so lange schlafen, das gibt's ja gar nicht!" „Na, wart's nur ab", lacht da sein Vater, „eines Tages bist du so müde, da kannst du gar nicht anders. So ergeht es uns allen."
Nach dem Frühstück beschließt Stups, sich jetzt erst mal in die warme Sonne zu legen und sich den Pelz zu wärmen. Während er auf der Felsplatte vor der Höhle liegt und faul alle Viere von sich streckt, wird er plötzlich *ganz ruhig und entspannt. Ganz ruhig und gelöst. Seine Arme und Beine sind ganz schwer und warm. Er liegt einfach da, genießt die Ruhe, die Schwere und die Wärme,* und – siehe da – jetzt kommt ihm das gar nicht mehr so komisch vor, daß er so lange schlafen können soll! „Aber", denkt er da plötzlich, „aber dann muß ich mich doch vorher von all meinen Freunden verabschieden! Vom Holzfällerpeter, seiner Frau und dem Baby, vom Zwerg Knödel und dem Kater Krümel und vom Berglöwen Leo. Ja, ihnen muß ich unbedingt vorher noch „Auf Wiedersehen" sagen und auch noch mal richtig schön im Wald mit ihnen spielen."
Wie der kleine Stups so an seine lieben Freunde denkt, da wird ihm auf einmal *ganz warm ums Herz. Seine kleinen runden, braunen Knopfaugen werden schwerer und schwerer und fallen zu. Ganz müde ist er und schläft ein. Die Sonne scheint auf seinen Pelz, ihm ist mollig warm. Sein Atem geht ruhig und regelmäßig, er atmet ein und atmet aus, ein und aus, ein und aus.* Er träumt von seinen Freunden und den vielen schönen Abenteuern, die sie noch gemeinsam erleben werden.

Diese Geschichte rundet das Thema der Stunde ab, und die Kinder erfahren, wie sie das in der

Stunde erlernte praktisch anwenden können. Es muß natürlich nicht immer ein AT-Märchen sein. Hübsche Bildergeschichten, z.B. von Janosch („Bärenzirkus Zampano") oder von Leo Lionni, erfüllen den gleichen Zweck.

Der kleine Zwerg Knödel

In einem kleinen Holzhäuschen im Märchenwald, da lebt ein kleiner Zwerg, der Zwerg Knödel. Er heißt so, weil er so einen lustigen, kugelrunden Bauch hat und weil seine Lieblingsspeise leckere Kartoffelknödel sind. Ja, hmm, die mag er wirklich ganz besonders gern. Sein Holzhäuschen hat ein hübsches rotes Dach mit einem großen Schornstein, und drum herum ist ein kleiner Garten mit Gemüse und vielen bunten Blumen. Direkt hinter dem Häuschen steht eine riesengroße knorrige Eiche, die es mit ihren Ästen und Blättern vor den schlimmsten Regen- und Schneestürmen schützt. Alle Waldbewohner, die großen und kleinen Tiere und Pflanzen, mögen den Zwerg Knödel gern. Sie sind seine Freunde, weil er ihnen immer hilft, wenn er kann und wenn es nötig ist. Er gießt die Blumen, wenn die Sonne es gar zu gut mit ihnen meint, oder er verbindet auch mal einem Tier, das sich verletzt hat, die Pfote. Überhaupt kommen sie alle gern zu ihm, wenn sie traurig sind, einen Rat brauchen oder einfach so zu Besuch. Es heißt, er sei sehr alt und weise, und mindestens so klug wie die alte Eule.

Ja – er versteht sogar die Sprache der Tiere. Aber nicht so, wie ihr jetzt denkt! Er kann nicht genauso miauen wie eine Katze oder bellen wie ein Hund, nein, das nicht. Aber er liebt die Tiere. Und weil er sie so gern hat, hat er sie schon immer sehr genau beobachtet. Er kennt all ihre Gewohnheiten und weiß, was sie mögen und wovor sie Angst haben. Und nicht nur das, er hat auch von ihnen gelernt. So macht er sehr gern einige ihrer Bewegungen nach. Morgens, nach dem Aufstehen, reckt und streckt er sich wie eine Katze, oder nach einem langen Sitzen macht er sich gern groß, dünn und biegsam wie eine Tanne, oder er hüpft wie ein Frosch. Er weiß, daß ihn diese Bewegungen gesund und stark machen. Sie helfen und sind gut gegen schlechte Laune. Für diese Übungen gibt es auch einen Namen, man nennt das Yoga. Es kommen immer wieder Menschen aus der fernen Stadt, die von dem Zwerg gehört haben. Sie schauen ihm dann ganz verwundert zu, und die meisten schütteln nur den Kopf. Aber einige wenige, die, die es dann selbst auch mal versuchen, gehen mit glücklichem Gesicht und frohem Herzen heim. Auch sie verstehen jetzt sich selbst, die anderen Menschen und Tiere um sie herum viel besser und lernen ihre Sprache.

Wie der Zwerg Knödel den Kater Krümel rettete

Eines Tages saß der Zwerg Knödel auf seinem kleinen Bänkchen vor seiner Hütte und genoß die erste Frühlingssonne. Krümel, der große graue Kater, lag zusammengerollt auf seinem Schoß und schnurrte. *Ganz ruhig und entspannt lag er da. Er atmete ein und aus, ein und aus.* Die Barthaare zitterten dabei ein wenig. Vor langer Zeit hatte der Zwerg Knödel den Kater als ein kleines, dünnes, hungriges Wollknäuel im Wald gefunden. Er hatte ihn mit nach Hause genommen, ihn gesundgepflegt und mit einer Milchflasche großgezogen. Das war nicht immer einfach gewesen, doch nun war aus dem kleinen Kätzchen ein stattlicher großer Kater geworden, der längst für sich selbst sorgen konnte. Doch er blieb gern, und seither lebten die beiden einträchtig zusammen. Doch jetzt wurde der Kater langsam unruhig, er schien zu träumen. Seine Pfote zuckte im Schlaf, so, als wolle er eine Maus fangen. Dann wurde er wach. Er bewegte seinen Kopf, reckte und streckte sich und sprang mit einem Satz auf den Boden. Hier machte er einen richtig schönen Katzenbuckel und noch einen und noch einen und gähnte ganz lange. Nun stand der Zwerg Knödel auch auf, weil er ihm ein wenig Milch geben wollte, doch der Kater lief einfach schnurstracks, ohne sich noch einmal umzusehen, in den Wald. Der Zwerg Knödel schaute ihm verwundert nach. „Na, was der wohl wieder vorhat“ murmelte er, „läuft einfach davon und sagt noch nicht einmal tschüß!“ Er setzte sich wieder auf die Bank, streckte die Beine lang von sich, verschränkte zufrieden die Hände vor dem Bauch und schloß die Augen. Die Frühlingssonne war zwar noch recht schwach, aber trotzdem wurde er *ganz ruhig und entspannt. Ihm war wohlig strömend warm. Sein Bäuchlein hob und senkte sich im Atemrhythmus, er atmete tief ein und aus, ein und aus.*

Wie der Zwerg Knödel so vor sich hinträumte, hörte er plötzlich ein ganz jämmerliches Miauen. „Was ist denn nun los?“ rief er und sprang auf. Er lief rasch in die Richtung, aus der das klägliche Gejammer herkam. Jetzt hörte er es ganz nah. Suchend schaute er sich um , aber er konnte nichts entdecken. „Hier bin ich, hier oben“, klang es da. Er schaute hoch – und was sah er da? Ganz, ganz oben auf dem höchsten Ast des höchsten Baumes im ganzen Wald, da saß der Kater Krümel, der Schrecken aller Waldmäuse, und machte das dümmste Gesicht seine Lebens. „Ich kann hier nicht mehr runter“, jammerte er. Der Zwerg Knödel sah ihn streng an. „Ach, deshalb bist du so schnell in den Wald gelaufen, Hätte ich mir's doch denken können! Du wolltest doch sicher wieder an eines der Vogelnester, nicht wahr?“ schimpfte er und drohte mit dem Finger. „Ausgerechnet im Frühling, wenn die Waldvögel ihre ersten Eier legen, sehe ich das gar nicht gerne, und das weißt du genau!“ Der Zwerg Knödel war wirklich ärgerlich. „Ich sollte dich eigentlich da oben sitzen lassen!“, drohte er. „Oh, oh nein“, jammerte da der Kater ängstlich, „bitte hol mich hier wieder runter.“ Tja, da war guter Rat teuer. Der Zwerg Knödel konnte zwar auch sehr gut auf Bäume klettern, mindestens so gut, wie das die Kinder können, aber dieser Baum hier war ihm nun doch zu hoch. Er überlegte und dann hatte er eine Idee. Gar nicht weit weg, am Waldrand, da war ein kleiner Zoo. Dort wohnten viele Tiere, die von weit herkamen. Der Zwerg Knödel hatte sie schon ab und zu mal besucht, und so wußte er, daß es in diesem Zoo auch einige Affen gab. Affen aber sind ja bekanntlich sehr gute Kletterer.

Er machte sich direkt auf den Weg. Im Zoo angelangt, ging er vorbei an den Löwen, den Tigern, den Kamelen, direkt zum Affengehege. Der Boß dieser Horde war ein großer, starker Gorilla, und der erklärte sich auch schnell bereit, dem Zwerg Knödel zu helfen. Allerdings mußten sie sich erst noch am Tierwärter vorbeischleichen, denn der sah es gar nicht gerne, wenn eines seiner Tiere einen Ausflug machte. Zum Glück machte der aber gerade ein kleines Mittagsschläfchen, und so war es ganz einfach.

Als die beiden beim Kater Krümel ankamen, war es allerhöchste Zeit. Es war windig geworden, und der Baum bog sich nach links und nach rechts und wieder nach links, unaufhörlich. Dem armen Krümel war davon schon ganz schwindlig und schlecht geworden, und er drohte jeden Moment herunterzufallen. Der Gorilla kletterte rasch den Baum empor, klemmte sich den Kater unter den Arm und -hopphopp – schon war er wieder unten. Er setzte ihn auf dem Boden ab und brüllte dann ganz stolz „uaah“ und noch einmal „uaah“ und hämmerte sich dabei mit den Fäusten auf die Brust. Der Zwerg Knödel machte das auch so: „uaah“ brüllte auch er, denn er war wirklich sehr erleichtert. Zu Hause setzten sie sich wieder auf das Bänkchen. Der Kater Krümel rollte sich in Katzenmanier auf dem Schoß seines Freundes zusammen und begann bald wohlig zu schnurren. *Beide waren jetzt ganz ruhig und entspannt. Die Arme und Beine waren von dem Abenteuer müde und schwer. Sie genossen die Wärme der Frühlingssonne. Ruhig atmeten sie ein und aus, ein und aus. Für den Krümel war das ganz besonders schön, denn er wurde durch den Atem seines Freundes so richtig schön geschaukelt. Das machte ihn ganz ruhig, ganz ruhig, und er hatte die Angst, die er auf dem hohen Baum gehabt hatte, bald vergessen.*

Die Geschichte von der Sonne, die so gern einmal radfahren wollte

An einem schönen Sommertag stand die Sonne wie immer hoch am Himmel. Sie lachte und schickte ihre warmen, hellen Strahlen hinunter zur Erde. Das macht sie sehr gern, weil sie weiß, daß die Blumen und Bäume, die Tiere und Menschen, und natürlich auch der Zwerg Knödel ihre Wärme lieben und sich über sie freuen. Am allerliebsten aber mag die Sonne die Kinder. Hei, ist das toll, ihnen dabei zuzuschauen, wie sie morgens rasch aus dem Bett springen und es gar nicht erwarten können, endlich draußen zu spielen. Sie toben, klettern auf die Bäume, spielen auf dem Spielplatz oder auf einer Wiese oder gehen ins Schwimmbad. Manche Kinder liegen auch nur faul in der Sonne, träumen, sehen den wenigen Wolken am Himmel zu oder beobachten die Vögel. Diese erzählen der Sonne immer die allerneuesten Neuigkeiten, und so weiß die Sonne jeweils ganz genau, ob ein Kind krank ist und welches gerade Geburtstag hat. Den kranken Kindern schickt sie dann ihre wärmsten Sonnenstrahlen, damit sie bald gesund werden sollen, und die Geburtstagskinder bekommen die hellsten Sonnenstrahlen als Geschenk.

Doch einmal trug sich folgendes zu: Sie sah eines Tages, wie ein kleiner Junge, der Peter, zum Geburtstag ein feuerrotes Fahrrad bekam. Uih, war das aber toll. Es hatte eine große laute Hupe, Bremsen, an jeder Seite ein Stützrad und eine Luftpumpe. Aber am schönsten war die rote Farbe, die hell in der Sonne leuchtete. Der Junge radelte den ganzen Tag und hatte für nichts anderes mehr Augen im Kopf. Der Sonne ging es ebenso, es gefiel ihr so gut, daß sie nirgendwo anders hinschauen wollte. Der kleine Peter war natürlich abends vom vielen Radeln ganz schön müde. Er fiel glücklich ins Bett und schlief sofort ein. Die Sonne sah, *wie ruhig und entspannt er im Bett lag. Seine Arme und Beine waren ganz schwer und warm, der Atem war ruhig und regelmäßig. Der Junge atmete ein und aus, ein und aus und lächelte dabei. Er träumte bestimmt von dem roten Fahrrad.*

Aber der Sonne war gar nicht zum Lachen zumute. Sie war sogar ein wenig traurig. „Ach“, dachte sie, „könnte ich doch nur einmal im Leben mit so einem schönen Rädchen fahren, das wäre schön!“ Die Sonne wünschte sich dies so sehr, daß sie von nun an an nichts anderes mehr denken konnte. Ihre Sonnenstrahlen wurden richtig trüb, und einmal vergaß sie sogar, morgens aufzustehen; da blieb es dann des ganzen Tag dunkel. Der Zwerg Knödel, die Menschen, die Tiere, die Blumen und die Bäume wunderten sich sehr. Die Vögel versuchten, die Sonne mit ihrem schönsten Gezwitscher zu erfreuen, und die Wolken veranstalteten Spiele am Himmel. Vergeblich, die Sonne wurde von Tag zu Tag trauriger.

Ihr Freund, der Zauberer Schrappelschrut, hörte davon und beschloß, sie zu besuchen. Er mußte deshalb ganz früh morgens aufstehen, noch bevor die Sonne aufwachte, damit er sie noch in ihrem Haus im Osten antreffen konnte. Das war gar nicht einfach für den Zauberer Schrappelschrut, denn wie alle Zauberer war er recht faul und bequem. Und dann war es noch dazu ein weiter Weg. Doch dafür hatte er ja seinen Zauberstab. Er nahm ihn in die rechte Hand, hob ihn in die Luft und rief: „Schrimpel schrumpel huckebein, ich will bei der Sonne sein" – und – hopplahopp, schon war er da. Die Sonne erkannte ihn erst gar nicht wieder, denn erstens war es schon lange her, seit er sie das letzte Mal besucht hatte, und dann hatte er auch noch seinen Zauberhut vergessen und sah ganz anders aus als sonst. „Ja wer bist denn du?", fragte sie ihn ganz erstaunt. „Na wer wohl", brummte der Zauberer, „kennst wohl deinen alten Freund Schrappelschrut nicht mehr, hmm!" „Ach, entschuldige, lieber Freund, aber du siehst ohne Hut so komisch aus", meinte da die Sonne und fing sogar an zu kichern. Aber nur ganz kurz, dann machte sie wieder ein trauriges Gesicht. „Ich will hier doch mal nach dem Rechten sehen, Sonne. Ich hörte, du seist krank." „Ach, direkt krank bin ich eigentlich nicht", seufzte die Sonne „aber ich bin ja so traurig!" „Ja warum denn?" wollte der Zauberer Schrappelschrut wissen. „Erzähle, vielleicht kann ich dir helfen." „Ja, weißt du, ich würde so gern einmal radfahren, doch ich weiß nicht, wie das gehen soll", sagte da die Sonne.

„Na, wenn's weiter nichts ist", rief da der Zauberer, und schon schwang er seinen Zauberstab: „Schrimpel schrumpel huckebein, du sollst heute ein Kind sein!" und hoppla-hopp, schon lag die Sonne als Kind verzaubert in einem Bett!

„Bevor du radfahren kannst, mußt du aber erst mal lernen, wie man seine Arme und Beine gebraucht und wie man läuft!" sagte der Zauberer streng. „Paß gut auf!" ... – Und so lernte die Sonne erst mal all die Dinge, die Kinder können, z. B., wie man die Füße hinter den Kopf legt, wie man die Nase zum Knie zieht, wie man sich ganz klein und rund macht und wie man sich ganz langsam aufrichtet und groß wird. Dann lernte sie laufen. Vorsichtig setzte sie einen Fuß vor den anderen, und weil der Zauberer Schrappelschrut ganz sicher sein wollte, daß sie das auch wirklich konnte, mußte sie sogar hüpfen und rückwärts gehen. Endlich war er mit ihr zufrieden und sagte: „So, das reicht, jetzt kannst du radfahren lernen." Als die Sonne das hörte, da war sie so froh, daß sie vor Freude in die Luft sprang, beinahe so hoch, daß sie fast wieder an ihrem alten Platz am Himmel gelandet wäre. „Na, na, na", brummte der Zauberer, nahm seinen Zauberstab – und: „schrimpel schrumpel huckebein, hier soll ein rotes Fahrrad sein!" Und – hopplahopp, genauso ein feuerrotes Fahrrad, wie die Sonne es sich gewünscht hatte, stand vor ihr. Da war sie nicht mehr zu halten. Sie schwang sich auf das Rädchen und radelte und radelte. Mit der Hupe machte sie so einen Krach, lauter noch als eine Rakete, daß die Vögel erschreckt davonflatterten. Der Mond, der am Himmel stand und mit aller Kraft leuchtete, lächelte und dachte: „So eine verrückte, liebe kleine Sonne!" Die Sonne aber, die radelte und radelte, und weil sie vergessen hatte, daß an jedem Fahrrad auch eine Bremse ist, schrie sie jedesmal, wenn ihr jemand begegnete, ganz laut: „Platz da, aus dem Weg!" Hei, da gings den Berg rauf und wieder runter, über Brücken und durch einen langen dunklen Tunnel. Sie strampelte und radelte und wollte gar nicht mehr damit aufhören. Am Abend aber war sie dann doch müde und fuhr zum Zauberer Schrappelschrut zurück. Der war unter einem Baum eingeschlafen und bekam einen großen Schreck, als die Sonne laut hupend und „Platz da, aus dem Weg" brüllend bei ihm ankam. Er verwandelte sie dann schnell wieder in die Sonne zurück.

Sie legte sich überglücklich in ihr Bett. Ihr ganzer Körper war müde und schwer, und sie schlief sofort mit einem Lächeln im Gesicht ein. Ihr Atem ging ruhig und regelmäßig, sie atmete tief ein und aus, ein und aus und träumte noch die ganze Nacht von dem schönen roten Fahrrad.
Die Wolken erzählten, sie habe in dieser Nacht sogar geschnarcht und einmal ganz laut „Platz da, aus dem Weg“ gerufen. Ob das auch wirklich stimmt, werden wir wohl nie erfahren.
Aber seit diesem Tag steht die Sonne wie immer hell und strahlend am Himmel, und wenn sie ein Kind mit einem Rädchen sieht, dann stellt sie sich einfach vor, sie würde auch wieder radfahren. Sie legt sich dann auf den Rücken, schließt die Augen und strampelt und radelt, was das Zeug hält. Das ist dann mindestens genauso schön wie richtiges Fahrradfahren.

Ein besonderer Tag im Leben des Zwerg Knödel

Es war einmal ein kleiner Wanderzirkus. Der zog mit seinen Wohnwagen von Stadt zu Stadt, von Dorf zu Dorf, und alle Leute, und vor allem die Kinder freuten sich und kamen, um die Kunststücke zu sehen, die die Tiere und die Artisten vorführten. Der Zirkus hatte ein kleines, ganz besonders schönes Zelt. Von außen war es leuchtendrot, und oben auf der Spitze war ein großer glitzernder Stern. Innen war das Zelt so blau wie der dunkle Nachthimmel und hier waren viele und viele leuchtend goldgelbe Sterne aufgemalt.
Dieser kleine Zirkus kam jedes Jahr zur gleichen Zeit in die kleine Stadt, ganz in der Nähe von dem Wald, wo der Zwerg Knödel wohnte. Er kam immer dann, wenn die Blätter an den Bäumen allmählich gelb und bunt, die Tage wieder kürzer und die Nächte länger wurden. Die Kinder und auch der Zwerg Knödel freuten sich schon das ganze Jahr über auf dieses Ereignis und fühlten sich dafür, daß sie nun nicht mehr so lange draußen spielen konnten, voll und ganz entschädigt. Da es ein kleiner Zirkus war, paßten nicht so viele Leute hinein, und so konnten die Kinder fast immer in der allerersten Reihe sitzen, ganz vorn, ganz nah an der Manege. Es gab ja so viel zu sehen: einen Zauberer, der rosafarbene und weiße Kaninchen aus seinem Zauberhut zaubern konnte, Kamele, Elefanten, einen Dompteur mit dressierten Löwen und Tigern und vieles mehr. Am allermeisten aber liebten die Kinder Silvio, den Clown. Dieser lebte mit seiner Frau Silvia in einem Wohnwagen, der wunderschön bunt angemalt war; darauf war Silvios Gesicht mit der großen roten Knollennase ganz groß abgebildet. Silvio arbeitet im Zirkus, in dem er auftrat und viele lustige Späße machte; seine Frau saß dann immer ganz vorne in der ersten Reihe und klatschte und winkte ihm zu. Sie waren schon recht alt, niemand wußte genau, wie alt, jedenfalls hatte Silvio unter seiner roten Perücke schon graue Haare, und seine Silvia auch. Die beiden hatten auch Kinder, aber diese waren schon groß und arbeiteten als Artisten, ebenfalls in dem kleinen Zirkus. Das war ganz praktisch, denn so bekamen sie oft Besuch von ihren Enkeln und auch anderen Kindern, die sie sehr gern hatten. Auch der Zwerg Knödel, der ihr Freund war, besuchte sie regelmäßig.
Eines Tages geschah etwas ganz Besonderes: Weil der Zwerg Knödel zu Besuch gekommen war, hatte Silvia einen herrlichen Kuchen gebakken, mit Rosinen und Nüssen drin. Der Clown Silvio aß diesen Kuchen ganz besonders gern und konnte einfach nicht genug davon bekommen. Er stopfte so viel wie möglich in sich hinein und murmelte immer wieder: „Hmm, wie gut dein Kuchen wieder schmeckt, einfach lecker“. Dabei leckte er sich genüßlich die Lippen und warf seiner Frau

einen verliebten Blick zu. Doch diese schüttelte nur den Kopf: „Na, wenn das gut geht – soviel Kuchen; du solltest für dein Alter wirklich klüger sein.“ Es kam, wie es kommen mußte: eine Stunde später lag Silvio mit ganz jämmerlichem Gesicht auf seinem Bett und hielt sich den Bauch. „Oh weh“, jammerte er, „oh je, was ist es mir so schlecht!“ Seine Frau legte ihm zwar eine große Wärmflasche auf den Bauch und kochte Fencheltee, aber es half alles nichts. Er konnte einfach nicht aufstehen, und das war schlimm, denn nun konnte er auch in der Vorstellung nicht auftreten. Und schließlich kamen die Kinder doch hauptsächlich seinetwegen. „Ach, was soll ich nur tun?“ jammerte er und schaute den Zwerg Knödel kläglich an.

Da kam auch schon der Zirkusdirektor angestapft. Der war ja auch der Raubtierdompteur und hatte große schwarze Stiefel an und einen schwarzen Zylinderhut auf dem Kopf. In der Hand hielt er eine Peitsche, mit der er immer wieder auf den Boden knallte. Das machte Eindruck; als er aber dann auch noch wutschnaubend den armen Clown anbrüllte, da waren alle ganz still. „Was fällt dir ein, jetzt einfach krank zu werden, wo du doch Vorstellung hast!“ schimpfte er. „Wenn du nicht auftrittst, bekommen wir Ärger. Die Leute wollen vielleicht ihr Geld zurückhaben, und wir wissen dann nicht, wie wir unser Essen und das Futter für die Tiere bezahlen sollen!“

Eigentlich wollte er noch weiterschimpfen, doch der Zwerg Knödel stand plötzlich auf, legte seine Hand beruhigend auf den Arm des Zirkusdirektors und sagte: *„Nur Mut, nur Mut, alles wird gut.* Ich weiß, was wir machen – ich werde diesmal als Clown auftreten.“ Der Zirkusdirektor sah ihn erstaunt an, doch ehe er etwas dagegen einwenden konnte, lief der Zwerg Knödel zum Zirkuszelt, sprang in die Manege und rief: „Liebe Kinder, der Silvio hat Bauchschmerzen, und deshalb seht ihr heute den Zwerg Knödel!“ Er hüpfte wie ein Frosch, balancierte auf einem Bein, zeigte, wie eine Marionette geht, und sprang wie ein Hampelmann. Er machte Musik, alberte mit einem Wasserschlauch herum, drohte, die Kinder naßzuspritzen, und zum Schluß machte er noch einen Purzelbaum. Die Leute lachten und klatschten Beifall. Auch der Zirkusdirektor, der Clown Silvio, dem es inzwischen wieder besser ging, und seine Frau saßen ganz vorne in der ersten Reihe und riefen: „Bravo, bravo, das war ganz toll!“

An diesem Abend saßen Silvio und Silvia und der Zwerg Knödel noch lange vor dem Wohnwagen beisammen. „Sag mal, Zwerg Knödel“, fragte da der Clown: „Du warst doch bestimmt ganz schön aufgeregt, als du so allein vor all den vielen Leuten in die Manege gegangen bist. Wie hast du das gemacht?“ „Ach“, antwortete da der Zwerg Knödel „ich habe mir nur immer wieder gesagt: *„Nur Mut, dann gehts gut! Nur Mut, dann gehts gut!* Da war ich dann gar nicht mehr aufgeregt, sondern richtig *schön ruhig und entspannt.* Es war ganz einfach!“

Als der Zwerg Knödel am späten Abend nach Hause ging, da war er ganz glücklich. Er hatte sich einen heimlichen Traum erfüllt und war das erste Mal in seinem Leben als richtiger Clown in einem richtigen Zirkus aufgetreten. Als er sich in sein Bett legte, da waren *seine Arme und Beine ganz müde und schwer und warm. Er war sehr glücklich und ruhig und entspannt, und schlief sofort ein. Er atmete ruhig und regelmäßig ein und aus, ein und aus.*

Und in der Nacht murmelte er noch einmal im Schlaf: *„Nur Mut, dann geht alles gut!“*

frei nach: „Die dumme Augustine“ von Otfried Preußler

Stups kann nicht schlafen

Heute ist der allerletzte Herbsttag. Es ist noch Nachmittag, aber der Abend kündigt sich schon an, denn es wird langsam duster. Stups, der Waschbär, seine beiden Geschwister und seine Eltern sind zu Hause in ihrer Bärenhöhle und bereiten sich auf den Winterschlaf vor. Sie haben schon vor einigen Wochen Stroh und Moos gesammelt und ihre Höhle warm damit ausgepolstert. Ihre Essensvorräte liegen hoch aufgestapelt in einer Ecke, und einen richtig schönen, runden Bauch haben sie sich vorsorglich auch schon angefressen. Nun liegen sie alle, dicht aneinandergekuschelt, in ihrem Nest, lecken sich noch einmal genüßlich die Lippen nach ihrer letzten leckeren Mahlzeit, *sind ganz faul und zufrieden, und die kleinen Äuglein fallen ihnen zu. Alle atmen ruhig und regelmäßig, sie atmen tief ein und aus, ein und aus. Die dicken Bäuchlein heben und senken sich dabei, die Barthaare zittern ein wenig. Sie sind ganz gelöst und entspannt. Alle schlafen!* – Alle? – Schön wär's!

Der kleine Stups liegt da und ist hellwach. Er kann nicht schlafen. Er hört seine Familie friedlich schnarchen, aber er liegt mit offenen Augen da. Er kann und kann nicht einschlafen. Die Augen wollen einfach nicht zufallen. Er muß an seine Freunde denken, an all die schönen Tage, die sie miteinander verbracht haben, an all die schönen Spiele, die sie gespielt haben. „Ob das wohl im nächsten Sommer genauso schön wird?“, fragt er sich sorgenvoll. Stups wird immer unruhiger und zappeliger. „Ob ich vielleicht nochmal ein wenig nach draußen spaziere, heute zum letzten Mal?“ Eigentlich hat sein Vater ihm das ja verboten, aber ein ganz kleiner Rundgang, nur so zum allerletzten Mal, zum Abschied sozusagen ... Stups steht ganz leise und vorsichtig auf und schleicht sich unbemerkt nach draußen.

Es ist jetzt schon ganz schön dunkel, nur der erste Schnee auf den Bäumen und am Hang leuchtet hell. Von Ferne hört Stups das Hämmern der Holzfäller. Unten im Tal ist vom beginnenden Winter noch nicht so viel zu bemerken, aber hier oben, da fiel letzte Nacht tatsächlich schon Schnee, in dicken, weißen, weichen Flocken. „Ob ich vielleicht nochmal den Holzfällerpeter und seine Familie besuche, heute zum letztenmal? aber nein, dazu ist es jetzt wirklich schon zu spät! Aber zum Bach möchte ich ja doch noch gerne laufen“, überlegt Stups, und schon stapft er durch den Schnee den Hang hinunter. Er kommt nur sehr mühsam vorwärts, weil er bis zum Hals im weichen Schnee versinkt. Es wird immer dunkler. Der Bach murmelt und gluckst vor sich hin, er hört sich in der Dunkelheit ganz anders an als sonst. Dem kleinen Stups ist es auf einmal ganz unheimlich zumute. Die Holzfäller haben aufgehört zu arbeiten; um ihn herum ist Dunkelheit und Stille. „Uhuu, uhuu“ macht da ein kleines Waldkäuzchen. Der Bach gluckst und plätschert. Aber was war das? – Hat da nicht etwas geknackst? Der kleine Stups lauscht gespannt in die Stille, er traut sich noch nicht einmal richtig Luft zu holen. Da – war es wieder. Ganz klein macht sich da der Stups, er duckt sich, sein Herz klopft ihm bis zum Hals. Ach wie gern wäre er jetzt bei seiner Familie in der warmen Höhle und wie gern würde er jetzt sorglos mit ihnen um die Wette schnarchen. Statt dessen hockt er nun hier draußen in der Kälte und hat Angst. „Nein“, überlegt er, „so kann ich hier nun nicht sitzen bleiben. Ich werde mich ja erkälten!“ Er erinnert sich daran, daß sein Vater ihm einmal auf einem Ausflug erklärt hatte, daß das Wichtigste ein ruhiger Atem sei. Ganz tief holt er Luft – und noch einmal. *Er atmet ganz tief ein und aus, ein und aus.* Allmählich wird sein Atem ruhiger, und siehe da, sein Herz klopft jetzt auch wieder ruhig und fest. Stups ist jetzt richtig stolz auf sich; „Tja“, denkt er, „das hast du ja nun echt gut gemacht. Und nun weiter: eins und zwei und drei – schon ist die Angst vorbei, *eins und zwei und drei – schon ist die Angst vorbei!“* Den Spruch hat ihn seine Mutter gelehrt. *„Eins und zwei und drei – schon ist die Angst vorbei“,* brummt er noch einmal bekräftigend. Er fühlt sich jetzt schon viel besser, viel größer und stärker, ja, er traut sich sogar, über die Schneekante hinwegzublicken. Dahin, wo das Geräusch gewesen war. Und was sieht er da? – Ein liebes, wohlbekanntes Gesicht, das sich sorgenvoll suchend umschaut. „Papa“, ruft er da erleichtert, „Papa, hier bin ich!“ Er springt auf die Beine und läuft, so schnell es der hohe Schnee zuläßt, auf seinen Vater zu. Der ist froh, seinen kleinen Ausreißer gesund wiedergefunden zu haben, und drückt ihn ganz fest an sich. „Na, du machst vielleicht Sachen!“ brummt er.

Die beiden machen sich schleunigst auf den Heimweg. Es ist jetzt ganz dunkel geworden, die Sterne stehen hell und klar am Himmel, und ein eisiger Wind pfeift ihnen um die Ohren. Sie sind froh, als sie wieder in ihrer warmen Bärenhöhle sind. Stups Geschwister und die Bärenmutter haben von seinem Abenteuer nichts bemerkt, sie schlafen ganz tief und fest.

„Weißt du, Papa“, beginnt da Stups, „ich kann nicht schlafen! – Ich kann nicht schlafen, weil ich immer an meine Freunde denken muß und daran, ob der nächste Sommer wohl auch genau so schön wird wie der letzte.“ „Aber natürlich“, antwortet da sein Vater, „warum denn auch nicht?“ „Vielleicht liegt es daran, daß ich mir den kommenden Sommer nicht vorstellen kann. Alles ist dann bestimmt ein bißchen anders, alles ist dann neu und gewachsen und weil ich mir das nicht richtig vorstellen kann, habe ich auch nichts, auf das ich mich freuen kann!“ erklärt Stups. „Ich habe eine Idee“, lacht da sein Vater „was hältst du davon, wenn wir nach unserem Winterschlaf, dann, wenn wir wieder aufgewacht sind, ein Fest veranstalten? Zu diesem Fest lädtst du dann all unsere Freunde ein.“ Stups ist begeistert. Ein Fest, das kann er sich ganz herrlich vorstellen. Ein bärenstarkes Bärenfest soll es werden. Er kuschelt sich jetzt ganz dicht an seine Familie, lauscht glücklich ihrem Schnarchen und stellt sich vor, wen er alles einladen wird. Er denkt an all die Spiele, die sie spielen werden, an den Kuchen, der natürlich nicht fehlen darf, und daran, daß er die Bärenhöhle mit bunten Blumen, Äpfeln und Kerzen schmücken will.

Jetzt fallen ihm doch die Äuglein zu. *Sein kleiner Körper ist ganz gelöst und entspannt und ruhig. Er atmet ruhig und regelmäßig. Er atmet ein und atmet aus, ein und aus und ihm ist, als sähe er eine kleine brennende Kerze, deren warmer Schein mit jedem Einatem immer ein bißchen größer wird. Dabei wird ihm ganz warm, erst ums Herz und dann im ganzen Körper.* Stups träumt. Er schläft nun in seinen langen, tiefen Winterschlaf und einmal murmelt er ganz leise: *„Eins und zwei und drei – schon ist die Angst vorbei.“*

Tiere im Zirkus

Eine Kinderyogastunde

Diese Übungsstunde, die Sie als weiteres Beispiel zu eigenen Gestaltungen anregen soll, wurde von einer Kindergärtnerin im Rahmen einer Erzieherinnenfortbildung zusammen mit mir gestaltet.

Themenschwerpunkte:

- Erwärmung und Dehnung der gesamten Muskulatur.
- Stärkung des Selbstwertgefühls / der Ich-Stärke.
- Körpermitte – Bauch („o–tönen).

Hinführung

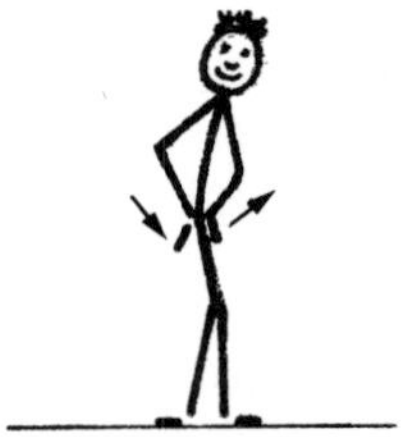

- *Abtoben* am langen Zügel, damit etwaige Spannungen und Aggressionen abgebaut werden können.
- *Bewegungsspiel: „Guten Morgen, liebe Leute“*.
  In diesem Lied werden einzelne Körperteile benannt, bewegt und geweckt. Die Kinder werden durch Fragen: „Was soll noch alles wach werden?“ aktiv mit einbezogen.
  Zum Schluß den Bauch wecken: „Bauch kreisen“.
- *Lied: „Tierzirkus“* (Fidula Fon).
  Die Kinder werden gefragt: „Was für ein Zirkustier wärst du denn gerne mal?“ Danach können die Kinder in verschiedene Tiergruppen aufgeteilt werden und bewegen sich so, wie sie es gerne möchten, nach ihrer eigenen Fantasie. Jedes stellt *sein* Tier auf *seine Weise* dar (Pferde, Tiger usw.).
- *Die Zauberfee:*
  Die Fee verwandelt die Kinder in
  schwere Elefanten – leichte Tauben,
  große, starke, gemächliche Bären – leichte schnelle, kleine Kaninchen,
  wilde Pferdchen – langsam schleichende Tiger,
  große Affen – kleine Äffchen ...
  Den Kindern werden auf diese Weise Gegensatzpaare bewußtgemacht; sie können sich so einmal von einer neuen Seite kennenlernen und sich darin versuchen.
  Zum Schluß werden die Kinder alle in ganz leise Mucksmäuschen verwandelt, die nun ganz leise ihre Decken holen und diese auf dem Boden ausbreiten.

Hauptteil

Einstimmung

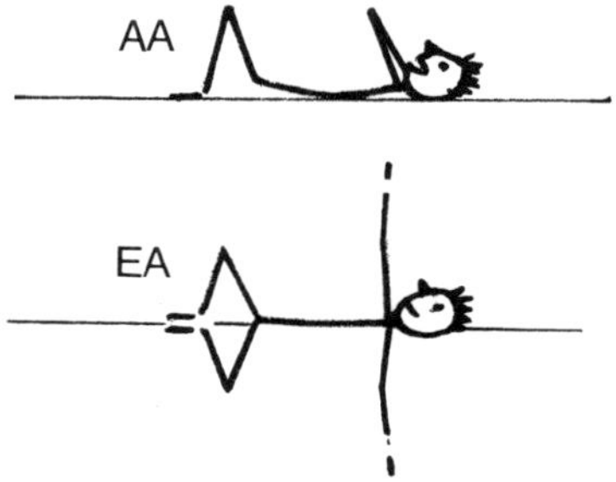

– Seemuschel: Die Kinder liegen mit angewinkelten Beinen auf dem Rücken, die Füße sind vor dem Gesäß auf dem Boden aufgestellt. Noch sind die Knie geschlossen und die Arme vor dem Körper ausgestreckt, Handflächen liegen aneinander. Einatmend (EA) werden nun die Hände – Arme und die Knie – Beine geöffnet, Ausatmend (AA) werden diese wieder geschlossen. (Wie eine Seemuschel, die sich öffnet und schließt.)
  Therapeutische Wirkung: bewußt atmen (Atempflege).
– Kuscheltieratmung: Die Kinder setzen ihr Kuscheltier auf den Bauch. Durch ruhiges, tiefes Ein- und Ausatmen bewegt sich die Bauchdecke (Yogavollatmung), und das Kuscheltier wird so geschaukelt.
  Therapeutische Wirkung: Diese Atemübung wirkt ausgleichend und beruhigend auf das Nervensystem, sie schafft das Bewußtsein dafür, daß sich einatmend die Bauchdecke hebt und ausatmend senkt und daß durch einen ruhigen Atem auch wir ruhig werden. (Der Übungsleiter sagt den Kindern, das Kuscheltier werde jetzt ganz ruhig, um so die Erwartungshaltung wegzunehmen.)

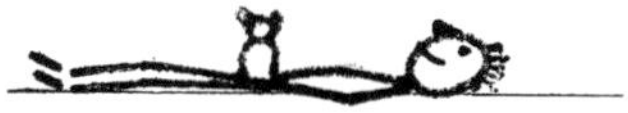

– Schaukelpferd: Die Kinder sind das Schaukelpferd für ihre Kuscheltiere, indem sie dies zwischen Bauch und Oberschenkel klemmen, mit den Händen die angewinkelten Knie umfassen, das Kinn zum Brustbein ziehen und in dieser Haltung auf dem Rücken vom Steiß zum Nacken und wieder zurück schaukeln. Den kleineren Kindern muß hierbei geholfen werden.
  Therapeutische Wirkung: Erwärmung des Rückens und des gesamten Wirbelsäulenbereichs, dadurch Anregung und Belebung des gesamten Organismus. Übergang zum Sitz.

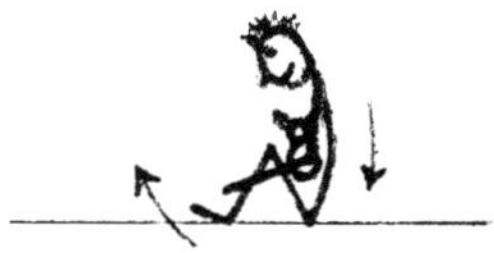

Mentales Loslassen (geistiges Abtoben), indem die Kinder aufgefordert werden, alles, was ihnen zum Thema „Tierzirkus" einfällt, alles, was ihnen hierzu jetzt wichtig ist, zu sagen.
Therapeutische Wirkung: sich „befreien", lernen, was mich im Moment beschäftigt, zu artikulieren, lernen, beim Thema zu bleiben. Darüberhinaus bekommen die Kinder das Gefühl vermittelt, daß ihre Meinung gefragt ist, daß sie wichtig sind und daß sie diese Stunde mitgestalten können. So wird diese Stunde ihre Stunde, und die fol-

genden Übungen sind für sie logisch nachvollziehbar, schon bekannt und vermitteln dadurch auch ein Stück Sicherheit.
Weil in dieser Stunde jedes Kind ein anderes Zirkustier sein darf, ist es wichtig, dies jetzt anzusprechen und zu klären, damit die Kinder zufrieden die folgende Übungsreihe mitmachen können.

Einleitung

„So, und jetzt sind wir alle zusammen ein Tierzirkus."

Asanareihe

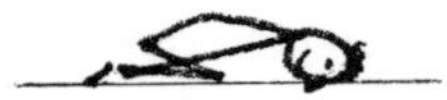

Alle Tiere liegen zusammengerollt in ihrem Bett und schlafen. Sie atmen ganz ruhig ein und aus, ein und aus. Alle – die Elefanten, die Tiger usw. – sind müde. („zusammengerolltes Blatt")

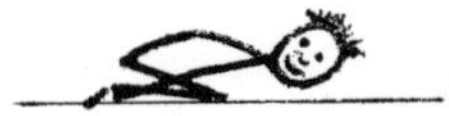

Die Tiere werden langsam wach. Sie öffnen die Augen, heben langsam den Kopf und drehen ihn nach rechts und nach links.

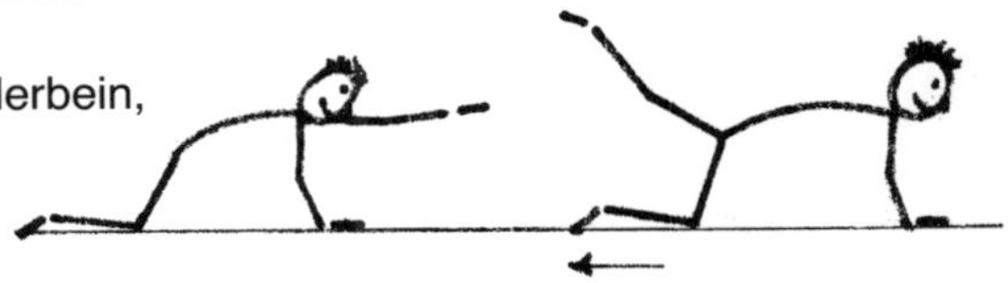

Sie recken und strecken sich. Zuerst das rechte Vorderbein, dann das linke. Dann die beiden Hinterbeine.
(„Katzenreihe")

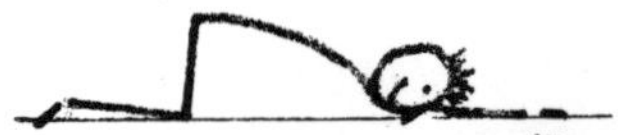

Jetzt merken die Tiere, daß sie Hunger haben. Da kommt auch schon jemand und stellt ihnen ein Schälchen mit Essen hin. Sie wollen ja groß und stark werden und schlabbern alles auf. (gestreckte Katze)

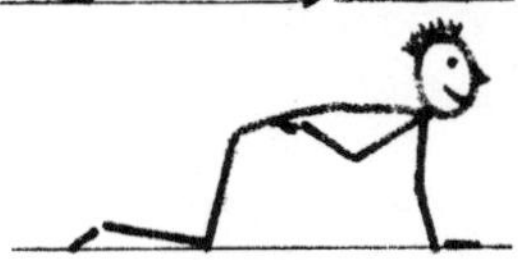

Danach reiben sie sich den Bauch (Vierfüßler): hmmm, war das aber gut!

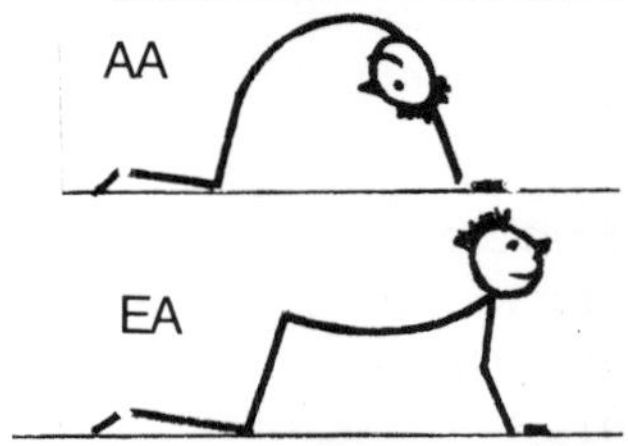

Sie schauen ihren Bauch an. Alles Fressen landet vom Mund aus im Bauch, und von hier wird es dann im ganzen Körper verteilt. Deshalb wird man ja auch vom guten Essen so groß und stark! Um den Bauch besser sehen zu können, machen sie einen runden Rücken, und wenn sie dann den Bauch hängen lassen und nach oben schauen, dann gluckert es so lustig. („dynamische Katze")

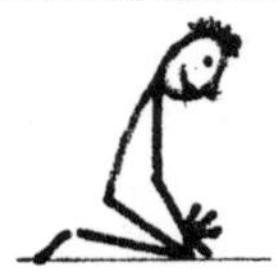

Der Löwe sagt: „Jetzt fühle ich mich aber groß und stark" und zeigt seine Zähne. („Löwe)

Da ruft der Tiger: „Hört mal, Freunde, ich zeige heute nachmittag in der Zirkusvorstellung eine ganz gefährliche Übung. Ich springe durch den Feuerreifen. Aber, ihr Elefanten, Pferde und Löwen, ich bin ein wenig ängstlich. Wenn ich wüßte, daß alle meine Freunde bei mir wären, dann ginge es mir viel besser. Seid ihr alle meine Freunde?“ – Antwort: „Ja.“ – „Gut, dann übt mit mir.“
(„Tigersprunghaltung“)

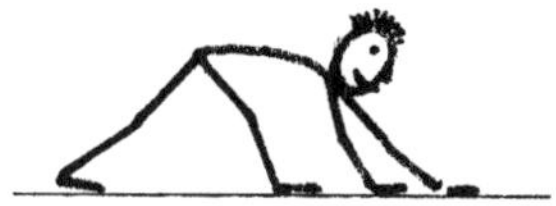

„Und ich“, ruft da der Bär, „ich zeige den Leuten heute, wie groß und stark ich bin. Kommt, macht mit, das geht so!“ („Hocke – Zehenstand“)

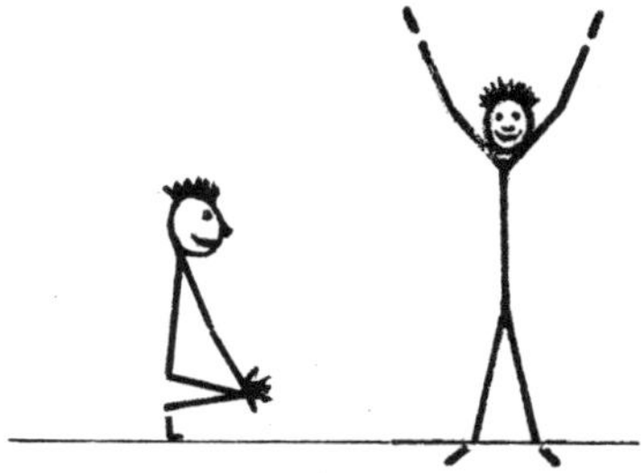

„Und dann balanciere ich noch auf einem Bein. Kommt, ihr seid doch alle meine Freunde, und deshalb halten wir uns gegenseitig dabei fest.“ („Storch“)

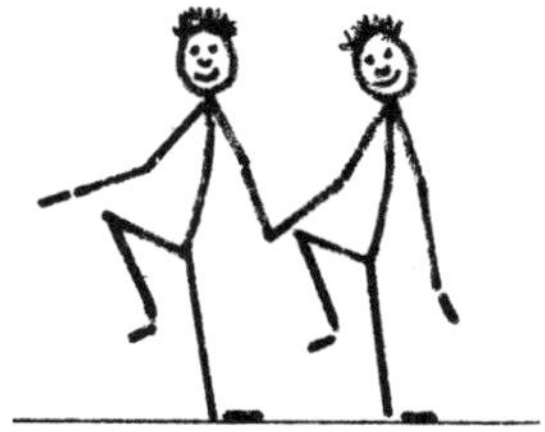

Der Affe haut sich vor Freude auf die Brust und brüllt „uaah“. (Gorillaatmung)

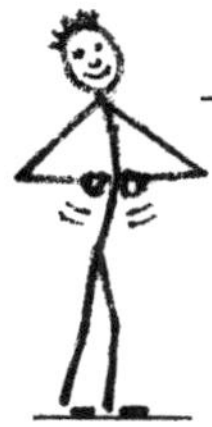

„Und ich“, erzählt dann der Tiger weiter, „ich muß mich zum Schluß noch mal ganz flach auf den Bauch legen.“

Alle Tiere legen sich auf den Bauch und machen es sich jetzt richtig bequem. Sie liegen ganz faul in der Sonne. Der Kopf liegt auf der Seite. Die Elefanten legen sich auf ihr Elefantenohr, die Tiger auf ihr Tigerohr usw. Sie spüren, wie ihr kleiner dicker Bauch beim Einatmen gegen den Boden atmet. Dann schauen sie kurz zur Mitte und drehen dann den Kopf auf die andere Seite. Der Elefant legt sich nun auf sein anderes Elefantenohr, der Tiger auf sein anderes Tigerohr usw. Spürt in euren Bauch, wie er gegen den Boden atmet.

Die Sonne scheint so wohlig warm auf ihr Fell, daß die Tiere sich jetzt von einer Seite auf die andere rollen, damit die Sonne überall hinkommt.

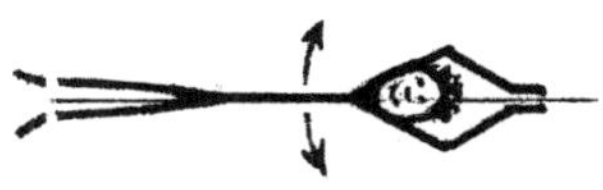

Dann bleiben sie auf dem Rücken liegen, damit die Sonne auf den Bauch scheint. Der Bauch ist jetzt ganz warm. Die Tiere legen jetzt alle ihre Vorderpfoten auf den Bauch und spüren, wie sich der Bauch

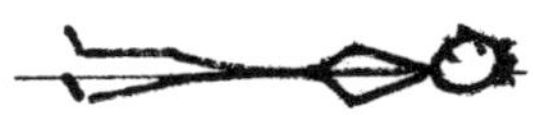

beim Atmen bewegt. Wie das Essen sich vom Bauch aus im ganzen Körper verteilt, so wird nun vom Bauch aus auch der ganze Körper ganz warm und ruhig.
Dann setzen sich die Tiere langsam wieder hin und lächeln sich an. Plötzlich merken sie, daß ja ein kleiner Marienkäfer auf ihrer Nase sitzt. Den schnupfen -schnaufen sie (rhythmisch im Ausatmen) von der Nase.
Die Kinder legen dabei die Hände auf den Bauch und erspüren hier die Anspannung der Bauchdecke. („Kapalabhati")

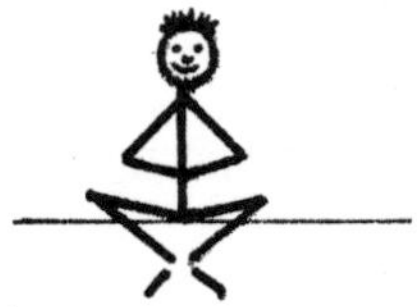

Ausklang

Geschichte vorlesen: „Bärenzirkus Zampano". Anhand dieser Geschichte verdeutlichen, daß Stärke nicht immer unbedingt durch Muskeln, Gewalt und Rauferei gezeigt werden muß.

„O"-Tönen: Die Kinder sitzen im Kreis und legen sich gegenseitig die Arme um die Schultern und die Hüften. Dann wird beim Ausatmen fünfmal das „O" getönt, dabei beugen sich die Kinder leicht nach vorn und stecken die Köpfe zusammen.

Therapeutische Wirkung: Der „O–Ton harmonisiert die Körpermitte, stärkt den Körperbereich, der anatomisch unser Schwerpunkt, unser Gleichgewichtspunkt ist: den Bauch. In dem Maße, in dem ein Mensch in seiner Mitte ist, im Gleichklang ist, in dem Maße ist sein Selbstwertgefühl gestärkt, und er ist sich seiner selbst, seiner Einstellung zu sich und seiner Umwelt, bewußt. Die Fähigkeit, in sich selbst zu ruhen, gibt ihm Kraft und Stärke in konzentrierter Form für den Alltag.

Vorschläge zur Kursorganisation

Die Kinder bringen eine *Decke als Unterlage, ihr Kuscheltier und bequeme Kleidung* mit.
Die ideale Teilnehmerzahl bei den Kinderkursen ist acht. Mehr Kinder bringen mehr Unruhe. Bei weniger Kindern fehlt oft die Dynamik; einzelne Kinder fühlen sich dem Erwachsenen dann irgendwie ausgeliefert; es entsteht ein Gefühl des Drucks, und das Prinzip der Freiwilligkeit kann nicht mehr eingehalten werden.

Der Raum, in dem der Kurs stattfindet, sollte ein gefahrloses Abtoben möglich machen, was in umgeräumten Schulräumen u. ä. (mit hochgestellten Stühlen) nicht mehr gewährleistet werden kann.
Eine Kursstunde dauert in der Regel *60 Minuten.* Die Zeit kann aber auch durchaus etwas überschritten werden. Die Konzentrationsfähigkeit, die bei Kindern dieser Altersstufe zwischen 20

und 30 Minuten liegt, sollte aber nicht überstrapaziert werden.
Um den Kurs aufzulockern, können die Kinder auch einmal mit *Hilfsmitteln* üben: mit Ballons, mit Windrädchen, mit Seifenblasen usw. Dies allerdings mehr als Ausnahme. Denn es geht im Yoga ja auch um die Erfahrung: Ich brauche zum Üben nur mich und meinen Körper, das genügt!

Arbeit mit Ballons:
1. EA zurückbeugen

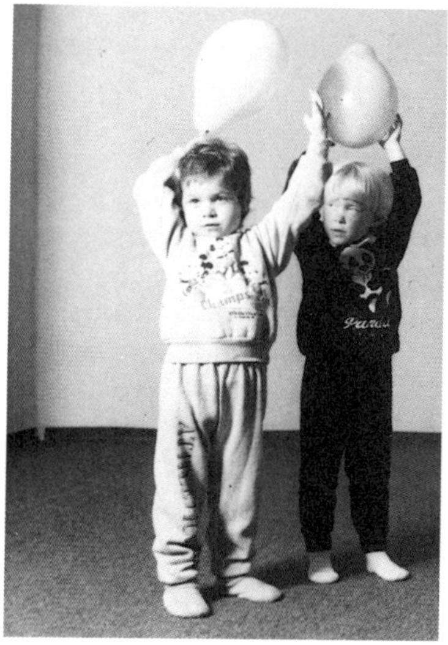

2. AA vorbeugen, Ballon zwischen die Knie klemmen

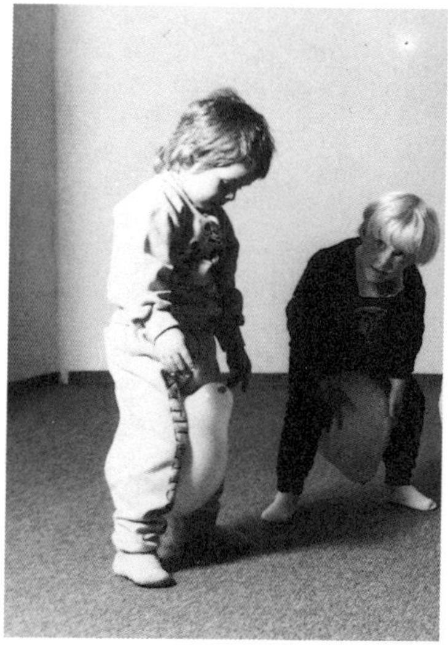

3. Mit der Nase den Ballon berühren

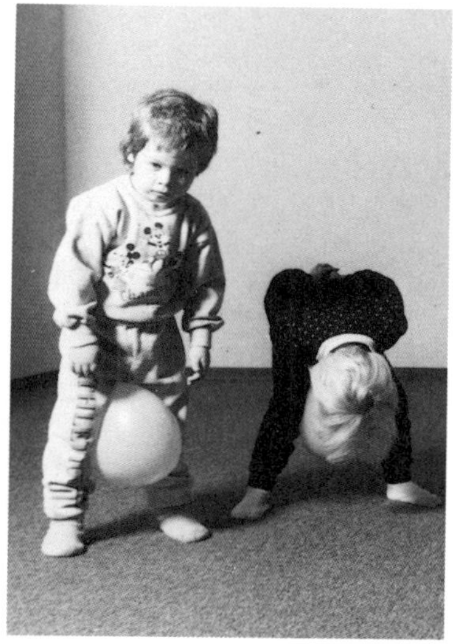

Bevor der Kurs beginnt, sollte unbedingt mit den Eltern ein *Vorgespräch* geführt werden, in dem sie die Möglichkeit haben zu erkären, warum sie gerne möchten, daß ihr Kind Yoga und/oder Autogenes Training lernt. Nach meiner Erfahrung sind Elternabende hierfür nicht so gut geeignet, da die Eltern oft zu gehemmt sind, vor all den anderen ihre Probleme zu erzählen, die sie eventuell mit dem Kind oder mit sich haben. Ein ausführliches Telefongespräch kann hier viel eher eine Klärung bewirken. Diese Vorinformation ist für den Übungsleiter deshalb so wichtig, damit er die Gruppe nach optimalen Gesichtspunkten zusammenstellen kann. So gilt bei mir, daß in Gruppen mit acht Kindern immer maximal zwei dabei sind, die unter irgendeiner Art nervöser Störung leiden und bei denen ich damit rechnen muß, daß sie irgendwie verhaltensauffällig reagieren werden. Dieses Verhältnis von 2:6 ermöglicht es, daß die anderen Kinder ebenfalls den Stundenverlauf mittragen.
Bei massiven gesundheitlichen Störungen (schweres Asthma, Herzschwäche) kann das Kind dann an dem Kurs teilnehmen, wenn dies von seinem behandelnden (Kinder–)Arzt befürwortet wird und wenn dieser bereit ist, nach Entbindung von seiner Schweigepflicht, mir die für den verantwortlichen Umgang mit dem Leiden

dieses Kindes notwendigen Informationen auch zu übermitteln. Die Mutter (Vater, Oma) eines solchen Kindes nimmt eventuell anfangs in den ersten Stunden ebenfalls *aktiv* am Kurs teil (keine Zuschauer!), und ist ansonsten jederzeit in erreichbarer Nähe. Sie wartet im Umkleideraum. Insbesondere dann, wenn ich den Eindruck habe, daß das Kind deshalb Asthma hat oder stottert, weil es seine Mutter/seinen Vater zu wenig sieht und mit ihr/ihm zu wenig unternimmt, mache ich es manchmal zur Bedingung, daß diese ebenfalls am Kurs teilnehmen.
Ansonsten bleiben die Eltern draußen. Die Erfahrung hat mich gelehrt, daß die Kinder in Anwesenheit ihrer Mütter oftmals sehr viel schwieriger umlernen (und das bewirkt ein solcher Kurs), als wenn sie tatsächlich alles zunächst draußen lassen.

Zum Umgang mit den Eltern

Kinderarbeit ohne Eltenarbeit ist nicht möglich, weshalb ein guter Kontakt und Ehrlichkeit auch so wichtig sind. Wenn der Kurs eine positive Wirkung haben soll, dann ist dies nur möglich, wenn die Kinder ihre Eindrücke mit nach Hause nehmen können. Dies funktioniert aber nur dann, wenn die Eltern sie in Ruhe zum Kurs bringen, ihnen dabei helfen, daß sie sich in Ruhe umziehen können, und eventuell auch noch einmal mit ihnen zur Toilette gehen. Diese Ruhe ist beim Abholen fast noch wichtiger, denn eine hektische Mutter, die ihr Kind mit viel Tamtam anschließend zu einer größeren Einkaufsorgie schleppt, macht alle Bemühungen des Übungsleiters zunichte. Diese Verhaltensregel, gilt für alle Kinder, nicht nur für solche, die den Kurs wegen eines Problems besuchen. Eltern, deren Kinder wegen einer nervösen Störung kommen, müssen dazu angehalten werden, daß sie ihr Kind nun nicht mit „Argusaugen“ beobachten und ständig auf eine „positive Wendung“ lauern. Das Kind spürt dies garantiert, auch wenn die Eltern es schweigend tun, ohne viel zu fragen oder zu reden. Dadurch wird das Kind unter Leistungsdruck gesetzt, der ja das genaue Gegenteil dieses Kurses und seiner Ziele ist; der Lernprozeß kann hierdurch ebenfalls erheblich blockiert werden.
All das kann man Eltern erklären, und die meisten sehen dies auch ein und versuchen, sich danach zu richten. Eine große Hilfe hierbei ist, wenn die Mutter oder der Vater sich ebenfalls zu einem Yogakurs anmelden oder Autogenes Training lernen, damit sie die Vorgänge um ihre Kinder und ihre Entwicklungsschritte besser beurteilen können.
Für Eltern, die sich nicht mit Yoga und Autogenem Training befaßt haben, also nicht wissen, worum es hier eigentlich geht, ist es oft schwieriger. Die Fortschritte sind nicht so einfach zu erkennen, wie wenn ein Kind einen Flötenkurs besucht oder Ballettunterricht nimmt. Es ist alles sehr abstrakt. Gerade sogenannte Problemkinder, die sonst vielleicht eher schüchtern und ängstlich sind oder den starken Druck, den sie von zu Hause bekommen, nur draußen, also im Kindergarten und im Umgang mit anderen Kindern rauslassen, entwikkeln durch die Yogaübungen ein verstärktes Selbstbewußtsein. Weil sie nun auch selbstbewußter auftreten wollen, kommt es nicht selten vor, daß sie statt braver und pflegeleichter, plötzlich aufmüpfiger und rebellischer werden. Viele Eltern reagieren dann ratlos oder versuchen, den Druck noch zu erhöhen, was das Symptom, weswegen das Kind kommt bzw. weshalb es eventuell sogar vom Kinderarzt geschickt wurde, noch mehr verstärkt. Hier ist ein klärendes Gespräch, bei dem man sich viel Zeit nimmt, sehr wichtig.
Wenn ein Kind beginnt, Yoga zu üben, wird eine Art emanzipatorischer Prozeß eingeleitet; das

Kind wird selbstbewußter und will dies auch ausleben dürfen. D. h., das Kind beginnt sich zu verändern, und die gesamte Familie ist davon ebenfalls betroffen. Auch sie wird umdenken müssen. Gerhild Euler hat diesen Vorgang in ihrem bereits erwähnten Buch sehr treffend als Integrationstraining für die ganze Familie bezeichnet. Wenn der Übungsleiter den Eindruck hat, daß die Eltern sich aus welchen Gründen auch immer nicht an die Spielregeln halten und auch nachhaltiges Auffordern zum pünktlichen Bringen und ruhigem Abholen nichts nützt oder das Kind in der Stunde durch sein Verhalten durchblicken läßt, daß der Kurs in den Augen seiner Eltern sowieso neumodischer „Quatsch" ist, dann sollte er sich noch einmal von den Eltern einen ausdrücklichen Auftrag holen: also die Eltern ganz konkret ansprechen, noch einmal fragen, warum das Kind kommt. Heißt es dann, „ja, der Kinderarzt hat gesagt...", sollte er nachfragen, ob sie ebenfalls wollen, daß das Kind kommt, und wenn ja – warum? Wenn nun der Grund genannt wird, z. B., weil es Bettnässer ist, weil es stottert oder Neurodermitis hat, dann wieder nachhaken: „Sie wollen also, daß es Ihrem Kind besser geht?" Wenn die Eltern diese Frage bejahen, dann müssen die Spielregeln wieder neu gesetzt werden. „Also gut, wenn Sie das wollen, dann müssen Sie aber auch mitarbeiten und das Kind in Ruhe bringen, dem Kind die Geschichte vorlesen" usw. Ich beschreibe dies so ausführlich, da ich durch Gespräche mit anderen Yogalehrern, die Kinderarbeit machen, weiß, daß dies für viele offensichtlich mit das größte Problem ist. Die Eltern müssen einfach begreifen, daß sie „ihr" Problem nicht einfach weitergeben können und somit auch Verantwortung für das Gelingen des Kurses mittragen. Eine Stunde Yoga in der Woche ist wirklich nicht viel, kann aber tiefgreifende Veränderungen herbeiführen – wenn die Eltern mitarbeiten.

Störungen und pädagogische Schwierigkeiten während des Unterrichts

Bei irgendwelchen Schwierigkeiten, die im Zusammenhang mit den Spielen oder den Übungen auftreten, wird sicherlich jeder Übungsleiter zunächst einmal überprüfen, inwieweit dies eventuell mit seinem Verhalten, mit eigenen Fehlern, zu tun hat.

Der Übungsleiter sollte immer Ruhe und Harmonie ausstrahlen, die sich auf die Kinder übertragen können. Kinder reagieren auf eine gewisse Unsicherheit des Übungsleiters ebenso wie auf Überforderung mit Unruhe und Faxen.

Wird die schwierige Situation durch ein Kind ausgelöst, so ist es wichtig zu wissen, ob dieses Kind auch sonst stört, also auch im Kindergarten und zu Hause diese Tendenzen zeigt. Wenn ja, woran liegt es? Hat es vielleicht überhaupt Probleme, zur Ruhe zu kommen, oder werden durch ein Tier in der Yogareihe (Kobra) oder durch das Thema der Stunde irgendwelche Ängste ausgelöst? Macht es absichtlich Unsinn, um sich in den Mittelpunkt zu schieben, oder sind es Aggressionen, die nur gegen ein bestimmtes Kind gerichtet sind? Je nachdem, zu welchem Schluß er bei diesen Überlegungen und Beobachtungen kommt, kann der Übungsleiter reagieren. Also dem Kind einen anderen Platz anbieten, oder es auffordern, wenn es eine Übung nicht mag, eine andere, seine „Lieblingsübung", vorzumachen usw. Generell gilt, daß es immer besser ist, dem Kind zu sagen, was es tun soll, als ihm zu sagen, was es nicht tun soll. Abgesehen davon, daß letzteres in der Regel sowieso nichts nützt, verdirbt ein erhobener Ton oder gar Geschimpfe, bzw. ein Verbot den anderen Kindern ebenfalls die Stimmung und fordert diese vielleicht ebenfalls zu Machtproben heraus. Bei einem jüngeren Kind (von vier bis fünf Jahren) reicht es oft, wenn man es kommentarlos an die Hand nimmt und auch sonst dafür sorgt, daß es in der Nähe des Übungsleiters ist. Das Kind spürt, daß man es im Auge behält, spürt die Zuwendung, um die es ihm ja letztlich geht, und fühlt sich getragen. Meistens vergißt es dann seinen Unsinn sehr schnell und macht begeistert mit der Gruppe mit. Ältere Kinder, die selbst schon recht gut argumentieren können und auch oft lockere Sprüche parat haben („Ist ja alles babyleicht"), müssen auf genau dieser Ebene angesprochen werden. Der Übungsleiter wird sie und ihre Faxen entweder so beachten, daß er daraus eine neue Übung macht, sie zu etwas Neuem, Kreativem, anhält und damit ablenkt. Dies funktioniert meistens erstaunlich gut. Die Kinder sind dann oft selbst überrascht, wofür sich ihr Unsinn kreativ anwenden läßt. Wichtig ist, wenn ein Verbot ausgesprochen wird, dann auch dafür sorgen, daß man im gleichen Zug eine Alternative anbietet.

Es gibt auch Schwierigkeiten, die alle Kinder betreffen, alle Kinder unruhig machen. Das kann z. B. der Vollmond sein, ein bevorstehendes großes Ereignis (Weihnachten) oder atmosphärische Einflüsse des Wetters. Der Übungsleiter muß hier schon in der Lage sein, sich diesen Faktoren anzupassen und gegebenenfalls bereit sein, auch auf sein Konzept zu verzichten, umzudenken und sich auf die aktuellen Bedürfnisse der Kinder einzustellen.

Wenn ein Kind derart stört, daß der Übungsleiter den Eindruck hat, es hängt mit dem Elternhaus zusammen oder, was ja schließlich auch durchaus möglich und legitim ist, daß ihm Yoga ganz einfach nicht liegt und es in der Zeit viel lieber Fußball spielen würde, dann müssen die Eltern befragt werden.

Die Erfahrung bringt dem Übungsleiter irgendwann den richtigen Blick für Situationen und die rettenden Einfälle dazu. Jemand, der sonst noch nie mit Kindern gearbeitet hat, läßt sich schon auf ein gewisses Abenteuer ein und wird auch einige neue Seiten bei sich selbst entdecken.

Teil IV

Zusammenfassung

Lernziele

Yoga
- Gesunde Körperbeherrschung mit Harmonie von Körper, Geist und Seele,
- Stärkung des Selbstbewußtseins und der Kreativität,
- spielerische Atemerziehung,
- Erfahrung von Stille und Konzentration,
- Überwindung von Ängsten.

Yoga = Selbsterfahrung
Das Kind lernt, daß im Yoga (im Leben) nicht immer die Kraft des Stärkeren oder der übertriebene Ehrgeiz das Wichtigste ist, sondern Geduld, Hingabe und Rücksichtnahme.

Es hilft bei:
- Bewegungsmangel, Fehlhaltungen, Haltungsschäden,
- Konzentrationsschwäche,
- allgemeiner Muskelschwäche,
- funktionellen nervös bedingten Organstörungen,
- nervös bedingtem Fehlverhalten.

Autogenes Training
- Zur Ruhe kommen,
- Gedankensammlung,
- den Wechselfällen des Lebens besser gewachsen sein.

Autogenes Training = Selbstsuggestion
Autogenes Training darf in seiner klassischen Form nur mit einer eigens dafür absolvierten Ausbildung gelehrt werden (vgl. S. 87).

Es hilft bei:
- innerer Unruhe, Nervosität, Aggressivität,
- nervlicher Überlastung
- Konzentrationsschwäche,
- leichten Ängsten, Schlafstörungen,
- nervösen Organreaktionen,
- psychosomatischen Störungen.

Die Unterrichtsstunde

Die Erfahrung aus meinen Erwachsenen- und Kinderyogakursen hat mich gelehrt, keine besonderen Erwartungen zu haben. Eine solche Erwartungshaltung schafft Leistungsdruck, was die positiven Wirkungen der Yogastunde mindert. Jeder Mensch reagiert anders, gemäß seiner individuellen Lebenssituation in der er sich gerade befindet, seinem Lerntempo und seinen Interessen. Es ist wichtig, der positiven Wirkung dieser Methode zu vertrauen und es jedem zu ermöglichen, seine eigenen Erkenntnisse zu gewinnen, sich das aus der Stunde herauszuziehen, was er gerade am nötigsten braucht. Dies gilt für Erwachsene und Kinder gleichermaßen.

Aus diesem Grund ist es wichtig, Raum für einen solchen Lernprozeß zu schaffen, indem jede Yogastunde so vielschichtig wie möglich gestaltet wird, wie ein „gutes Märchen".

Es kommt in der Kinderarbeit weniger auf das „was" an, sondern eher auf das „wie":

Wenn Sie sich bewußtmachen möchten, wie ein Kind lernt, dann lehnen Sie sich jetzt einfach einmal bequem auf Ihrem Stuhl (Sessel) zurück und schließen die Augen. Versuchen Sie nun, sich an ein besonders schönes Ereignis in Ihrer Kindheit zu erinnern. Denken Sie z. B. an eine bestimmte Geburtstagstorte oder an einen schönen Ferientag. Sie werden sicher feststellen, daß Sie sich an viele verschiedene Details erinnern können. So haben Sie vielleicht einen bestimmten Geruch in der Nase oder erinnern sich an eine besonders schöne Farbe eines Kleidungsstücks, das sie damals trugen. Vielleicht hören Sie plötzlich ein Musikstück oder das Gelächter ihrer damaligen Freunde. Nehmen Sie sich Zeit für diese einfache Übung und genießen Sie diese schöne Erinnerung. Sie werden dabei feststellen: je mehr Sie diese Erinnerung genießen können und sich dabei entspannen, desto mehr Einzelheiten fallen Ihnen plötzlich wieder ein. Entspannung, Lernfähigkeit und Erinnerung hängen ganz eng miteinander zusammen. Lassen Sie dieses Ereignis wieder in sich lebendig werden und spüren Sie in Ihren Körper hinein. Sie kommen sicherlich zu dem Schluß, daß Sie als Kind nicht nur über die Worte und Fakten („was") lernten, sondern offenbar mit Ihrem ganzen Körper, mit all Ihren Sinnen, Muskeln und Empfindungen („wie").

Sorgen Sie in der Kinderyogastunde für eine entspannte, freudige Atmosphäre, machen Sie *ganzheitliche* Lernerfahrungen auf allen Ebenen möglich. Vermitteln Sie den Kindern Wissen. Ermöglichen Sie es ihnen, diese Informationen mit ihrem ganzen Selbst zu erfahren, zu sehen, zu schmecken, zu tasten, zu erspüren und ihre neuen Erkenntnisse, das, was sich nun in ihrem Inneren bewegt, in lebendiger Bewegung auszudrücken.

Ermuntern Sie die Kinder dazu, ihre inneren Bilder, Assoziationen und Erfahrungen mitzuteilen.

Die Unterrichtsstunde wird von festen Ritualen getragen, indem sich bestimmte Übungen immer wieder in der gleichen Reihenfolge wiederholen (z. B. Abtoben – Kuscheltieratmung – Yogareihe – Ausklang), damit die Kinder sich erinnern, etwas wiedererkennen. Dies gibt ihnen Sicherheit und Selbstbewußtsein.

Der Stundenaufbau erfolgt vom Einfachen zum Schwierigeren, vom Lauten zum Leisen, von außen nach innen, wobei auf den Spieltrieb der Kinder stark eingegangen werden muß.

Bei der Yogaübungsreihe sind folgende Prinzipien zu beachten:

- Die Übergänge zwischen den einzelnen Übungen sollten fließend sein (kein ständiger Wechsel vom Stand in den Sitz, wieder hinauf in den Stand und dann in die Rückenlage usw.)
- Das Polaritätsprinzip Haltung – Gegenhaltung (rückbeugen – vorbeugen, rechts – links, anspannen – entspannen) sollte ebenfalls beachtet werden.
- Die Yogaasanas sind Körperhaltungen, und auch Kinder im Kindergartenalter können spielerisch und mit ein bißchen Fantasie dazu angehalten werden, in diesen Haltungen wenige ruhige Atemzüge lang zu verweilen. Die Dauer (ca. viermal ein- und ausatmen) hängt ganz von der individuellen Situation des Kindes ab, und wie lange es in dieser Haltung bleiben möchte.
- Die Haltungen werden wieder aufgelöst, indem das Kind die einzelnen „Schritte" nun in umgekehrter logischer Reihenfolge ausführt und dabei in die Ausgangshaltung zurückkehrt. Viele Kinder tun dies ganz alleine und von sich aus.
- Bestimmte Vorgänge, die durch eine Übung im Körper stattfinden, werden ausdrücklich angesprochen, um so Unbewußtes ins Bewußtsein zu heben (z. B. spüren lassen, wie im „zusammengerollten Blatt" einatmend die Bauchdecke gegen die Oberschenkel drückt und wie der Atem nun die Seiten bewegt). Die Wahrnehmung der Körpergefühle wird gefördert, und die Kinder lernen so, auch feinste Signale des Körpers zu spüren und sie richtig zu deuten. Dies ermöglicht eine reale Selbsteinschätzung und stärkt das Selbstbewußtsein.
- Lassen Sie die Kinder nach geeigneten Übungen (im Sitzen oder im Liegen) „nachspüren". Beachten Sie dabei, daß Kinder ihre Empfindungen gern sofort in Wort und Bewegung ausdrücken. Dies ist kreativ und für sie völlig natürlich.
  Es lohnt sich, an dieser Stelle bestimmte Vorgänge im Körper so bewußtzumachen, daß die Kinder lernen, ihren Bildern und Empfindungen in ihrem eigenen Innern mehr und länger Aufmerksamkeit zu schenken. (z. B. nach einer dynamischen Übung das verstärkte Herzklopfen spüren lassen).
  Die Übung der Achtsamkeit hat im Yoga einen hohen Stellenwert und fördert die Fähigkeit der Reflexion, eine Situation oder einen Augenblick voll und ganz wahrzunehmen und ganz da zu sein.
- Arbeiten Sie nach dem Prinzip „weniger ist mehr". Lassen Sie die Kinder die volle Tiefe des Themas ausloten.
- Am Ende einer jeden Yogareihe folgt die Schlußentspannung.
- Machen Sie sich die Wirkung Ihrer Stimme, die Tonlage und Lautstärke immer wieder bewußt. So liegt es auf der Hand, daß für eine Meditation oder die Schlußentspannung eine ruhige, leise und tiefere Tonlage förderlich ist.

Yoga arbeitet mit schwachen Reizen, denn die heben die Lebenskraft. Starke Reize hemmen sie, und stärkste Reize zerstören die Lebenskraft.

Zum Autogenen Training
Nach meiner Erfahrung läßt sich bei Kindern dieser Altersstufe das Autogene Training nur in Verbindung mit einer meditativen, bewußten Körperarbeit (in diesem Fall Yoga) und einem sogenannten AT-Märchen zur Anwendung bringen. Der Spiel- und Bewegungsdrang ist noch zu ausgeprägt, als daß Autogenes Training in der klassischen Form gelehrt werden könnte.

Die Eltern sollen
- die Kinder in Ruhe bringen, umziehen und in Ruhe wieder abholen;
- die Stunde würdigen, indem sie den Erzählungen des Kindes genügend Beachtung schenken oder vielleicht sogar einmal aktiv mitmachen;
- keine Erwartungshaltung auf das Kind übertragen, da sonst Leistungsdruck entsteht und die guten Wirkungen der Stunde so blockiert werden;
- das aktuelle AT-Märchen zu Hause dem Kind vorlesen und gegebenenfalls dafür sorgen, daß es seine Ruheübung oder seine X-Formel mit dieser Geschichte oder der Kuscheltieratmung übt;
- nicht erwarten, daß das Kind nun „pflegeleichter" wird, sondern eher selbstbewußter und kritischer, auch ihnen gegenüber.

Ausblick

Am Ende dieses Buches spüre ich den starken Wunsch, diese einfache Lehrmethode so vielen Menschen wie nur irgend möglich zu vermitteln. Die Eltern und ganz besonders die Erzieherinnen, die mit ihren Schützlingen ohnehin schon turnen oder Rhythmik anbieten, möchte ich für das Kinderyoga begeistern. Es ist ganz einfach und dabei so wirkungsvoll. Ich habe so oft erleben dürfen, wie sich Kinder nach dem Prinzip „Neue Karten – neues Spiel“ genau die Erfahrungen und Kräfte aus der Stunde gezogen haben, die sie brauchten. Wichtig ist, daß sie in ihrem Lehrer einen geduldigen Beobachter und Führer auf ihrem „Weg der kleinen Schritte“ finden.
Ich empfehle den Erzieherinnen, die sich an diese lohnende Aufgabe heranwagen, daß sie sich zuvor in einem Yogakurs mit seinen wichtigsten Grundzügen, Regeln und Wirkungsweisen durch eigene Erfahrung bekanntmachen.
Ebenso ist es für Yogalehrende, die mit der Kinderarbeit nicht vertraut sind ratsam, den kreativen Erfahrungsaustausch mit Erziehern und Lehrern zu suchen.

Adresse

Sollten Sie für Ihr Kind einen Kinderyogakurs in Ihrer Nähe suchen oder möchten Sie als Erzieher/Yogalehrer die Möglichkeit einer Fortbildung im Kinderyoga nutzen, so wenden Sie sich an folgende Adresse:
Ursula Rücker-Vogler
gepr. Yogalehrerin (EYU)
und Übungsleiterin für Autogenes Training
Görresstraße 32
6500 Mainz

Literaturnachweis

Bettelheim, Bruno: „Kinder brauchen Märchen“, Deutsche Verlags-Anstalt (DVA), Stuttgart 1977

Euler, Gerhild: „Fröhliche, angstfreie, gesunde Kinder durch Autogenes Training und Yoga“, Selbstverlag, 6350 Bad Nauheim 1988

Gottfried-Massa, Eleonore: „Wahrnehmungen in der Stille – meditative Übungen; in: Religion im Kindergarten. Gesammelte Beiträge für die Praxis, hrsg. v. H. König, Kösel-Verlag, München [2]1985

Raab, Alois: „Yoga gegen Haltungsschäden und Rückenschmerzen“, Falken Verlag, Niedernhausen 1987

Tietze, Henry G.: „Entschlüsselte Organsprache“, Droemersche Verlagsanstalt, München 1987

Wadulla, Annamaria: „Bewußt atmen – Besser leben“, Heinrich Hugendubel Verlag, München 1984

Waldorfpädagogik: „Tanzt und singt! Rhythmische Spiele im Jahreslauf“, Heft 10, Verlag Freies Geistesleben, Stuttgart 1987

Weitere Literaturvorschläge

Carr, Rachel: „Bewegungsspiele und Yoga mit Kindern“, Kösel Verlag, München 1987

Müller Else: „Auf der Silberlichtstraße des Mondes. Autogenes Training mit Märchen zum Entspannen und Träumen“, S. Fischer Verlag, Frankfurt/M. 1988

Müller, Else: „Du spürst unter Deinen Füßen das Gras“, S. Fischer Verlag, Frankfurt/M. 1983

Weiß, Kersti: „Füße im Wind“, Bruckhardthaus-Laetare Verlag/Christophorus-Verlag, Offenbach/Freiburg 1984

Yesudian-Haich: „Yoga und Schicksal“, Drei-Eichen-Verlag, München 1984

Weitere Bücher aus dem Don Bosco Verlag für kreative Arbeit mit Kindern

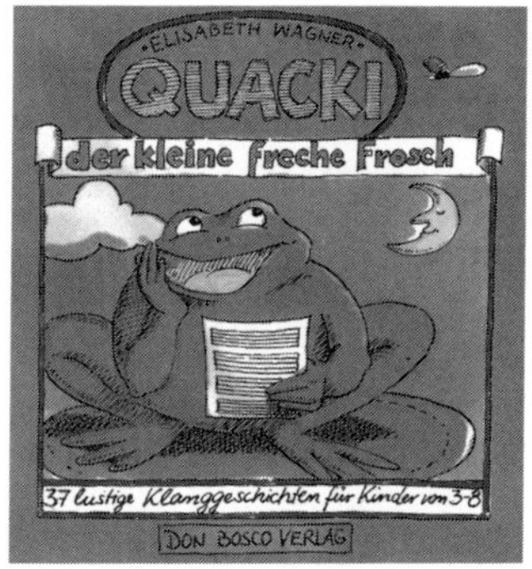

Wagner, Elisabeth

Quacki, der kleine freche Frosch

37 lustige Klanggeschichten für Kinder von 3 – 8

Die bezaubernden, leicht nachvollziehbaren Klanggeschichten aus der Welt der Tiere, der Natur und des Jahresablaufs sprechen Kinder ganzheitlich an durch ihre Einheit von Sprache, Bewegung und Musizieren. Einfache grafische Symbole für Orff- und Körperinstrumente und einfache Spielanleitungen machen es allen Lehrer(inne)n und Erzieher(inne)n möglich, diese Geschichten mit den Kindern zu musizieren.

3. Aufl., 80 Seiten, 40 Zeichnungen, graf. Notationen, kartoniert, ISBN 3-7698-0622-0

Portmann, Rosemarie / Schneider, Elisabeth

Spiele zur Entspannung und Konzentration

Über 130 – alte und neue – Übungen und Spiele, die in Freizeit- und Lerngruppen Entspannung und Konzentration wieder herstellen helfen. Sie eignen sich für Kinder, Jugendliche und Erwachsene gleichermaßen, sind ohne große Vorbereitung und Vorkenntnisse überall durchzuführen und machen viel Spaß.

3. Aufl., 112 Seiten, kartoniert, ISBN 3-7698-0560-7

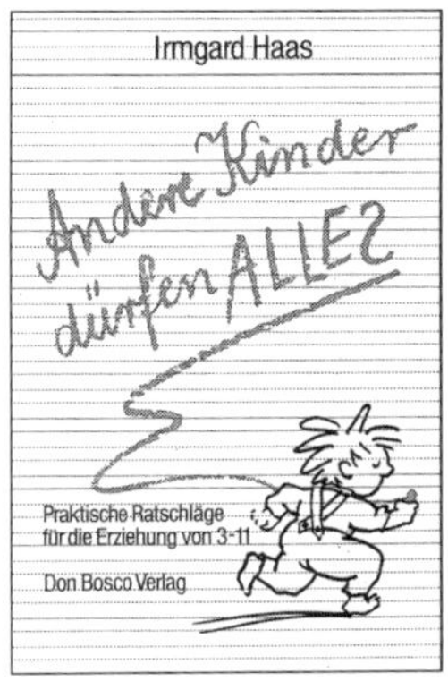

Haas, Irmgard

Andere Kinder dürfen alles

Praktische Ratschläge für die Erziehung von 3 – 11

Ungemein lebendige, leicht verständliche praktische Anregungen aus reicher psychotherapeutischer Erfahrung, wie Eltern und Erzieher ein Kind zu einem lebensfrohen, selbstsicheren und vor allem liebevollen Menschen erziehen können.

2. Aufl., 196 Seiten, kartoniert, ISBN 3-7698-0627-1

Müller, Elmar

Manegenzauber

Kinder spielen Zirkus

Ein außergewöhnlich anregendes Handbuch zum Zirkus-Machen von und mit Kindern. Es bietet engagierten Erwachsenen viele erprobte Hilfen für kulturpädagogische Arbeit in Kindergärten und -gruppen, in Schulen und in der außerschulischen Kinder- und Jugendarbeit.

152 Seiten, zahlreiche Fotos u. Zeichnungen, kartoniert,
ISBN 3-7698-0617-4

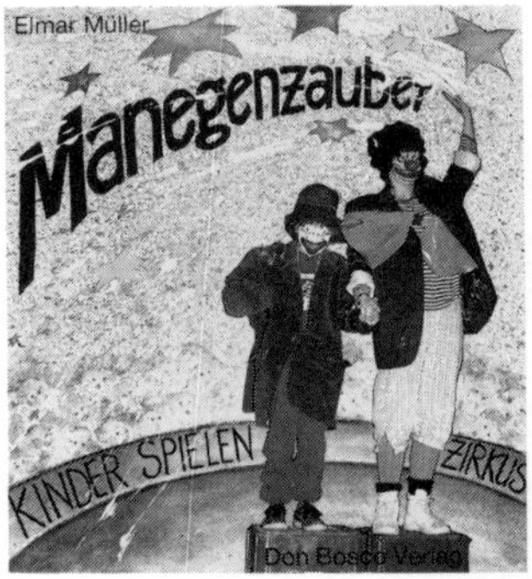

Sinn-volle Frühpädagogik

Zahlreiche anregende Spiele und Aktionen zur Wahrnehmungsförderung mit Kindern bis etwa acht Jahren; für Kindergarten, Hort, Heim, Gruppe, Grundschule und Familie; alle Spiele sind in der Praxis erprobt.

Seitz, Rudolf (Hrsg.)

SEH-Spiele

3. Aufl., 116 Seiten, zahlreiche, teils farbige Abb., kartoniert, ISBN 3-7698-0461-9

Löscher, Wolfgang

HÖR-Spiele

3. Aufl., 96 Seiten, zahlreiche Abb., kartoniert, mit Tonkassette (2 x 20 Min.), ISBN 3-7698-0462-7

Löscher, Wolfgang

RIECH- und SCHMECK-Spiele

3. Aufl., 100 Seiten, zahlreiche Abb., kartoniert, ISBN 3-7698-0490-2

Seitz, Rudolf (Hrsg.)

TAST-Spiele

4. Aufl., 112 Seiten, zahlreiche Abb., kartoniert, ISBN 3-7698-0489-9

Seidel, Günter

Spiel ohne Probe

Rund 50 praktisch erprobte Spielvorschläge vom geselligen Mini-Spiel bis zur größeren Stegreif-Theaterproduktion. Eine Fundgrube für alle, die mit Kindern spontan und ohne Aufwand Theater spielen wollen.

112 Seiten, zahlreiche Zeichnungen, kartoniert,
ISBN 3-7698-0616-6

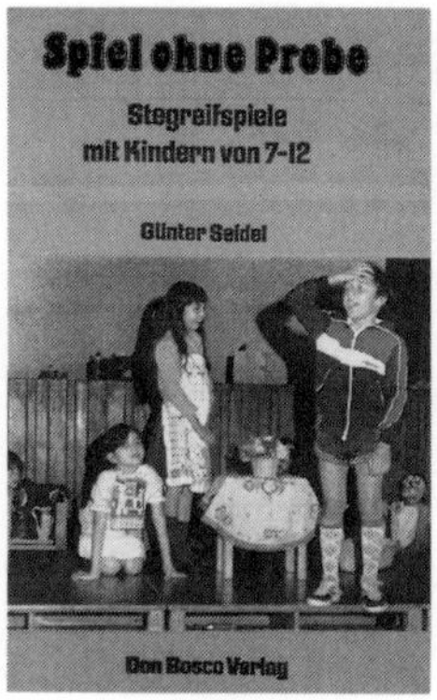